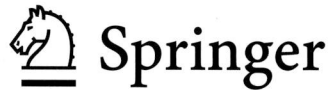

肌肉骨骼系统弹性成像

Elastography of the Musculoskeletal System

主　编 ◎ ［西］萨尔瓦托雷·马尔西科（Salvatore Marsico）
　　　　［西］阿尔伯特·索拉诺（Albert Solano）
主　审 ◎ 崔立刚
主　译 ◎ 付　颖　薛　恒　刘士榕　谭庆亭
副主译 ◎ 刘　畅　孙　洋　孟　颖　栾好梅　王佳颖

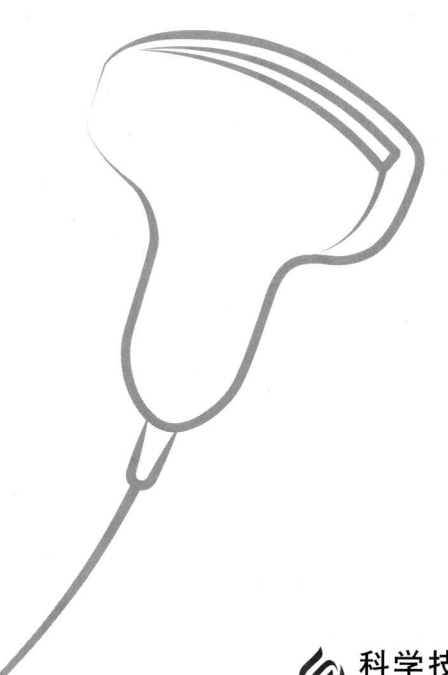

科学技术文献出版社
SCIENTIFIC AND TECHNICAL DOCUMENTATION PRESS

·北京·

图书在版编目（CIP）数据

肌肉骨骼系统弹性成像 /（西）萨尔瓦托雷·马尔西科,（西）阿尔伯特·索拉诺主编；付颖等主译. 北京：科学技术文献出版社, 2025. 3. -- ISBN 978-7-5235-2340-7

Ⅰ. R680.4

中国国家版本馆 CIP 数据核字第 2025XH7818 号

著作权合同登记号 图字：01-2025-0524
中文简体字版权专有权归科学技术文献出版社所有
First published in English under the title
Elastography of the Musculoskeletal System
edited by Salvatore Marsico and Albert Solano, edition: 1
Copyright © Salvatore Marsico and Albert Solano, 2023
This edition has been translated and published under licence from Springer Nature Switzerland AG.

肌肉骨骼系统弹性成像

| 策划编辑：危文慧 | 责任编辑：张 蓉 危文慧 | 责任校对：宋红梅 | 责任出版：张志平 |

出 版 者	科学技术文献出版社
地　　址	北京市复兴路15号　邮编 100038
编 务 部	（010）58882938，58882087（传真）
发 行 部	（010）58882868，58882870（传真）
邮 购 部	（010）58882873
官方网址	www.stdp.com.cn
发 行 者	科学技术文献出版社发行　全国各地新华书店经销
印 刷 者	北京地大彩印有限公司
版　　次	2025年3月第1版　2025年3月第1次印刷
开　　本	787×1092　1/16
字　　数	119千
印　　张	7.5
书　　号	ISBN 978-7-5235-2340-7
定　　价	88.00元

版权所有　违法必究

购买本社图书，凡字迹不清、缺页、倒页、脱页者，本社发行部负责调换

主审简介

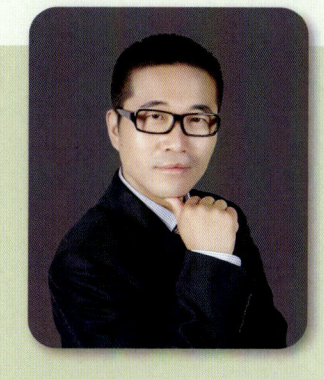

崔立刚

主任医师,教授,博士研究生导师,北京大学第三医院超声医学科主任。

【社会任职】

现任中华医学会超声医学分会委员,中华医学会超声医学分会介入学组成员,中国医学装备协会超声装备技术分会会长,中国医师协会超声医师分会委员,北京医学会超声医学分会副主任委员,中国超声医学工程学会常务理事,海峡两岸医药卫生交流协会超声医学分会肌骨专业组组长,国家卫生健康委能力建设和继续教育中心超声医学专家委员会肌骨学组组长,中国田径协会科技助力委员会委员,《中国超声医学杂志》编辑部副主任,《中国医学影像技术》副主编。

【专业特长】

擅长超声诊断与介入治疗、肌肉骨骼运动系统超声检查、超声引导下疼痛管理与康复等。

【工作经历】

2004年至今,于北京大学第三医院超声医学科历任主治医师、副主任医师、主任医师;2008年4月至10月,作为高级访问学者于加拿大西安大略大学(University of Western Ontario)医院影像系进修。

【学术成果】

以第一及通讯作者发表论文70余篇;主编、主译专著18部;主持国家自然科学基金项目3项,国家科技支撑计划或国家重点研发计划课题3项。

主译简介

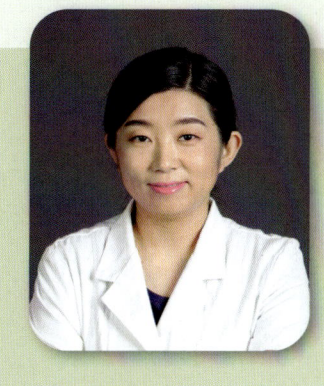

付颖

医学博士，副主任医师，北京大学第三医院超声医学科。

【社会任职】

现任中国抗癌协会肿瘤影像专业委员会超声学组青年委员，北京癌症防治学会甲状腺癌专业委员会委员，中国医药生物技术协会生物医学成像技术分会委员，中国民族卫生协会超声医学分会介入超声委员会委员。

【专业特长】

擅长腹部、浅表、血管系统的超声造影，超声引导下穿刺活检，超声弹性成像检查，肝脏及浅表器官肿瘤的消融治疗等。

【工作经历】

2011年8月至2015年4月，于北京大学肿瘤医院超声科工作；2015年5月至今，于北京大学第三医院超声医学科工作。

【学术成果】

发表SCI收录论文10余篇，国内核心期刊收录论文数篇；主编超声专业书籍《青年医师超声读片进阶》，参译专著5部；荣获国家发明专利2项，实用新型专利授权7项，软件著作权2项，专利转化1项；主持海淀区及北京大学第三医院重点基金项目2项。

主译简介

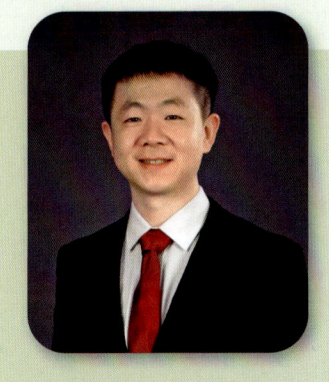

薛恒

医学博士，副主任医师，北京大学第三医院超声医学科。

【社会任职】

现任北京健康促进会血液肿瘤精准诊疗专家委员会委员，AUDT（Advanced Ultrasound in Diagnosis and Therapy）杂志青年编委。

【专业特长】

擅长腹部、浅表、血管及肌肉骨骼系统的超声诊断，以及各种超声引导下的介入诊疗操作和弹性成像及超声造影。

【工作经历】

2016年8月至今，于北京大学第三医院超声医学科工作。

【学术成果】

发表 SCI 收录论文 10 篇，国内核心期刊收录论文数篇；主编超声专业书籍《青年医师超声读片进阶》，参译专著 5 部；荣获国家发明专利 1 项，实用新型专利授权 2 项。

主译简介

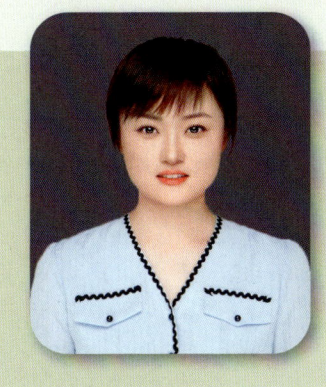

刘士榕

医学博士,主治医师,北京大学第三医院超声医学科。

【社会任职】

现任中国民族卫生协会超声医学分会委员。

【专业特长】

擅长腹部、浅表、血管系统的超声诊断,超声造影,超声弹性成像,超声引导下的穿刺活检等。

【工作经历】

2009年8月至2015年6月,于中国人民解放军总医院学习与工作;2015年8月至今,于北京大学第三医院超声医学科工作。

【学术成果】

以第一作者发表SCI收录论文7篇,国内核心期刊论文数篇;参编、参译超声相关专著4部;荣获国家发明专利1项,实用新型专利授权5项。

主译简介

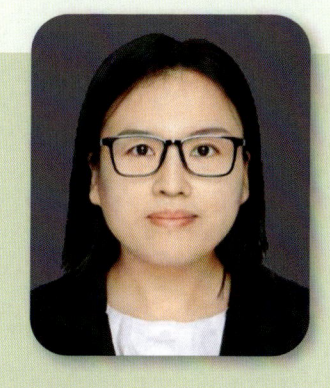

谭庆亭

主治医师，清华大学附属北京清华长庚医院超声科。

【社会任职】

现任中国医药教育协会疼痛医学专业委员会委员，北京整合医学学会胃肠超声分会委员，中日医学科技交流协会超声医学分会委员。

【专业特长】

擅长腹部、浅表、血管系统的超声诊断，尤其擅长超声造影、胃超声。

【工作经历】

2011年8月至2019年3月，于民航总医院超声医学科工作，任主治医师；2019年3月至2021年5月，于中国人民解放军总医院第四医学中心超声诊断科工作；2021年6月至今，于清华大学附属北京清华长庚医院工作。

【学术成果】

发表论文10余篇，参与课题2项，主编专著1部，主译专著1部，参译专著1部。

译者名单

主　审
崔立刚

主　译
付　颖　薛　恒　刘士榕　谭庆亭

副主译
刘　畅　孙　洋　孟　颖　栾好梅　王佳颖

译者及单位（按姓氏笔画排序）

王艺桦　华北理工大学附属医院
王佳颖　首都医科大学附属复兴医院
毋玉莲　河南省焦作市人民医院
付　佳　清华大学附属北京清华长庚医院
付　颖　北京大学第三医院
刘　畅　北京大学第三医院
刘士榕　北京大学第三医院
孙　洋　北京大学第三医院
杨诗源　北京大学第三医院
何　琼　无锡海斯凯尔医学技术有限公司
武　荣　鄂尔多斯市中心医院
林卓华　北京大学第三医院
孟　颖　清华大学附属北京清华长庚医院
姚响芸　北京大学第三医院
贺　瑜　鄂尔多斯市中心医院
栾好梅　清华大学附属北京清华长庚医院
崔　晨　北京市延庆区医院（北京大学第三医院延庆医院）
葛喜凤　北京大学第三医院
裴茜茜　浙江省桐乡市第一人民医院
谭庆亭　清华大学附属北京清华长庚医院
薛　恒　北京大学第三医院

中文版前言

在医学领域中，超声弹性成像作为一种先进的影像技术，为我们深刻洞察组织硬度及其病理变化提供了支持，但在肌肉骨骼系统的应用中，弹性成像技术的潜力尚未被充分挖掘。近年来，随着技术发展和临床需求增加，弹性成像逐渐成为诊断和治疗肌肉骨骼疾病的重要工具。因此，能够翻译本部关于肌肉骨骼系统超声弹性成像的著作，我倍感荣幸。

本书汇集了该领域内的前沿研究成果和实践经验，涵盖了从基本技术到各类病理应用的广泛内容，是临床医师和超声医师的宝贵参考资料。全书分为七章，详细探讨了超声弹性成像的技术基础，以及在皮肤及软组织、肌腱和韧带、肌肉和筋膜、外周神经、风湿及关节疾病等方面的应用。这种系统化的总结不仅对学术研究具有重要价值，也为临床实践提供了有力的支持。

在第一章"弹性成像：技术方面"中，Salvatore Marsico、José María Maiques和Albert Solano详细介绍了弹性成像的基础技术，包括其原理、设备及其在肌肉骨骼系统的应用，以帮助读者更好地理解后续的具体应用。

第二章和第三章分别探讨了"皮肤及软组织良性病变"和"软组织恶性病变"。Fernando Alfageme Roldán、Mesut Ozturk等专家深入分析了各种常见和罕见病变的超声弹性成像特征，并提供了大量的临床案例，对临床医师在实际工作中提高诊断准确性具有重要指导意义。

第四章和第五章涵盖"肌腱和韧带""肌肉和筋膜"的弹性成像应用，由Domenico Albano、Mariachiara Basile、Ivan Garcia Duitama等专家编写。肌腱和韧带的弹性成像能够帮助我们更好地理解损伤和退变过程，而对肌肉和筋膜的研究则对运动医学和康复治疗具有重要影响。

在第六章"外周神经"中，Mohamed Abdelmohsen Bedewi详细探讨了神经病变的超声弹性成像特点。通过对外周神经的研究，我们能够更好地识别各种神经损伤和病理变化，从而为患者提供更精准的治疗方案。

最后，第七章"风湿及关节疾病"由Irene Carrión Barberà、Salvatore Marsico等专家编写。本章重点介绍了风湿性疾病和关节病变的弹性成像特征，提供了宝贵的临床经验和技术支持。

  在翻译的过程中，我得到了科室领导和同事的大力支持与帮助，他们的鼓励和建议使我能够顺利完成该项工作。崔立刚主任尽管日常事务繁忙，却依然挤出时间，逐字逐句精心审校文稿，疑议处查阅原文，追本溯源，力保译文学术准确，主任严谨的治学态度，令译者们由衷感佩。在将本书呈献读者之际，我们译者深感责任重大，始终秉持着尽量忠于原文的原则，力求将作者的思想与观点准确无误地传达给中文读者。本书聚焦于最新的肌骨弹性研究成果，这一领域正处于快速发展的阶段。新的研究不断涌现，为我们打开了一扇又一扇认识人体肌肉骨骼系统的窗户。也正因为其前沿性，书中成果难免存在不成熟之处。我们深知，科学是一个不断演进的过程，随着后续研究的深入，基础更扎实的成果可能会推翻之前已有的结论。在此，我们恳请读者以开放包容的心态看待书中的内容，将本书作为了解肌骨弹性研究的一个起点，而不是终点。我们期待着与读者一同见证该领域的进步与发展，也希望读者能够理解在科学探索的道路上，不确定性与变化是常态。

  此外，我还要感谢我的家人及朋友的理解和支持，是他们给予了我无私的鼓励和无限的包容。没有他们的支持，本书的翻译工作难以顺利进行。

  感谢所有参与本书编写和翻译过程的每一个人，感谢你们的辛勤工作和无私奉献。希望本书能够对大家有所帮助。

付颖

2025 年元旦

原书前言

当我们接受 Springer 的邀请来编写本书时，我们便决定本书必须满足几个基本要求。其中之一便是选择世界前沿文献，纵观接受我们邀请的编者，毫无疑问我们在此方面取得了成功。本书中章节的选择安排并非随意为之，而是经过了精心挑选，旨在引起不同医学专业领域读者的兴趣，相关领域包括风湿病学、皮肤病学、运动医学和康复、创伤学、肿瘤学和影像学。考虑到潜在读者专业和知识背景的不同，各章节均使用了极具教学性且严谨的方式进行阐述，并展示了编者在相关领域中的个人经验。本书最大成就在于将弹性成像融入日常超声检查。

我们深知本书未能全面涵盖弹性成像在医学实践中具有广泛发展潜力和影响力的所有领域。然而，在本书的续集中可能将会包含相关内容，我们或许能够荣幸地再次参与其中。

在本书中，我们进行了全面且详尽的文献回顾，以展示弹性成像在肌肉骨骼系统和软组织方面的最新研究进展，并使相关领域的内容更加完整且易于理解。同时，本书旨在帮助读者真正将弹性成像应用于临床实践。

本书适用于初学者和有经验的超声医师，内容涉及最先进的超声设备，并参考了有关弹性成像的世界前沿文献。

首先，我们对弹性成像技术的物理基础进行了深入分析，特别是详细阐述了诊断过程中最关键的方面，即技术的适用性、伪像避免方法及获得有效弹性图像的操作技巧。

其次，我们借助世界前沿文献，以宏观系统的方式阐述肌肉骨骼系统和软组织病变。

每一章详尽介绍了肌肉骨骼系统和软组织主要病变的弹性成像表现，以简洁实用的方式展示了典型和复杂的临床病例图像，并通过表格总结了主要病变的弹性特征。

我们对超声弹性成像方法的应用前景进行了专门评估，尽管该方法被广泛应用，但其在某些领域的应用却十分有限，如风湿病和炎症性关节病变等领域。为了深入探究，我们的研究小组与 del Mar 医院的风湿科展开了相关合作。

我们对已经参与及正在参与我们研究的患者表示衷心的感谢，正是因为他们的无私奉献，这项技术才能够常规应用在临床实践中。

我们对 del Mar 医院放射科的医师、技术人员、护理人员和行政人员表示衷心的感谢。正是由于他们的辛勤付出，我们才能轻松地将该技术应用于常规临床工作，并在此领域积累了相当丰富的临床经验，尤其是过去的 3 年。如果没有他们，本书也无法问世。

感谢通用电气公司员工对我们研究的帮助，特别是在优化超声技术和解决伪像问题方面所做出的贡献。

没有 Springer 对我们的信任，这个非同寻常的项目就无法实现。我们要感谢每一位参与本书撰写的编者，并期待能尽快再次与他们合作。

最后，我们要分别向我们的妻子 Gaia、Teresa 及其他家人表达最真挚和深切的感谢。尽管编写本书是一项极具价值的工作，但也耗费了大量宝贵时间和精力。感谢家人给予无条件的支持、理解和无限宽容。

谨以本书敬献给他们。

Salvatore Marsico，西班牙巴塞罗那
Albert Solano，西班牙巴塞罗那

目 录

第一章
弹性成像：技术方面 | 1

第二章
皮肤及软组织良性病变 | 23

第三章
软组织恶性病变 | 31

第四章
肌腱和韧带 | 49

第五章
肌肉和筋膜 | 59

第六章
外周神经 | 75

第七章
风湿及关节疾病 | 85

第一章

弹性成像:技术方面

Salvatore Marsico,José María Maiques,Albert Solano

1.1 引言

流变学这一术语最早见于1920年,是由Cook Bingham受古希腊哲学家赫拉克利特格言的启发而创造的。流变学是物理学领域中研究可变形物体特性的一个分支,包括弹性、黏性、可塑性和流动性等方面。

图像能反映研究对象特定的物理属性,医学图像则基于不同物理性质差异而生成。在医学超声(ultrasound,US)成像中,对比成像依赖于不同结构之间的声阻抗差异,这种差异与组织的可压缩性密切相关[1]。

尽管基于拉伸和压缩的机械测试常常会导致测试样品损伤,但其仍一直被视为表征材料纯力学性能的金标准。在过去30年中,科学家专注于研发一种无创成像技术来评估生物组织硬度,这种成像模式被称为弹性成像或弹性成像技术。

弹性成像可能有客观、定量、不受操作者影响的优点,并且具有较高的空间分辨率和时间分辨率[2]。

Ormachea等[3]指出,弹性成像技术可以通过无创的方式对体内组织和器官的流变学特征进行可视化和定量分析。

全面检查和评估组织生物力学特性有助于更早进行疾病诊断和更有效的治疗,同时帮助我们了解细胞、组织和器官的各种生理状态。因此,许多学者[4]认为,弹性成像技术可能是自多普勒超声问世以来医学成像领域最重要的进展。然而,只有当弹性成像技术成为超声诊断疾病的补充手段时,这种说法才完全成立(图1.1)。

本章将仅探讨超声弹性成像的物理基础。

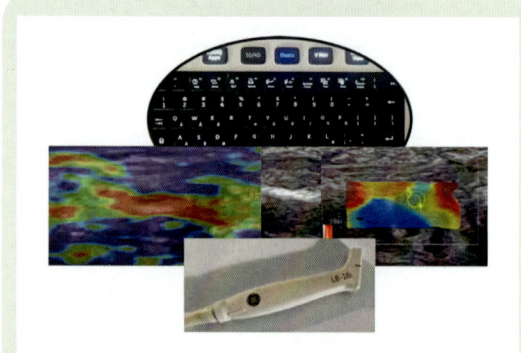

图1.1 超声弹性成像技术应被视为每一个常规超声检查的辅助工具

1.2 超声弹性成像的物理原理

超声弹性成像(ultrasound elastography,USE)基于的基本原理是对目标组织施加应力后会导致组织内部发生位移,而位移与其弹性特性密切相关。虽然超声弹性成像的方法各不相同,但它们始终包含相同的3个步骤:施加激励(应力)、测量组织反应(应变)和估算机械参数(图1.2)。

材料受到应力导致其发生应变。在弹性限度内,应变与应力呈线性关系,从而衍生出表征弹性材料常见的特性弹性常数,包括杨氏模量、体积模量、剪切模量和泊松比。除了这些弹性常数外,还可以通过测量纵向波和横向波在组织中的传播速度来计算纵向模量和横向模量[5]。描述物理量及其遵循法则的方程称为张量方程。这些方程将定量物理量组合在一起,可用标量来表示,在任意方向上均适用[6]。

弹性成像技术可用于评估组织的弹性,即其对外力引起形变的抵抗能力及在去除外力后恢复原始形状的能力。

在物理学领域中,本构方程近似描述

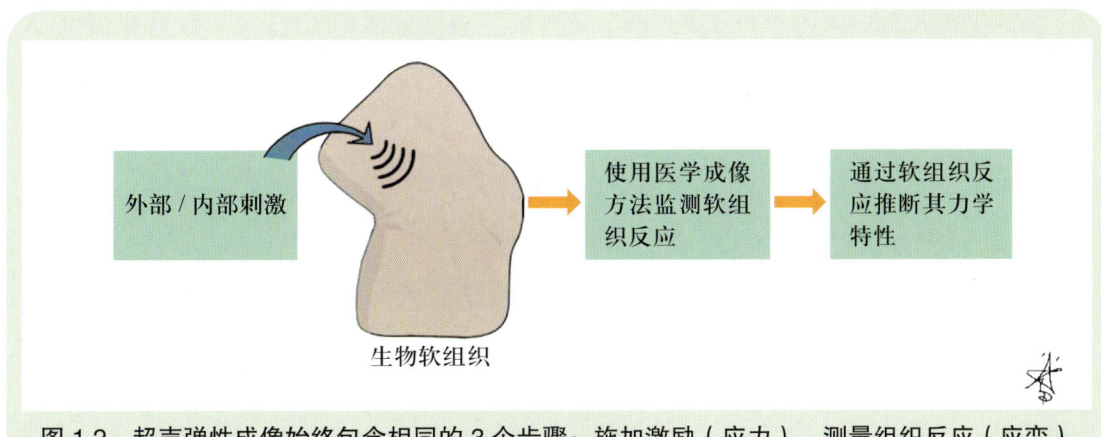

图1.2 超声弹性成像始终包含相同的3个步骤：施加激励（应力）、测量组织反应（应变）和估算机械参数

某种材料或物质对外部刺激反应的两个物理量之间的关系。第一个本构方程由 Robert Hooke 提出并被称为胡克定律，主要适用于线性弹性材料[7]。

$$胡克定律 \quad \sigma = \lambda \cdot \varepsilon$$

应力（σ）是单位面积上施加的力，其单位为千帕（kilopascal，kPa），而应变（ε）则表示单位长度上的形变，它是一个无量纲参数。

弹性模量（λ）是将应力与应变联系起来的物理量，单位为 kPa。相较于其他成像模式，弹性模量提供了更广泛的评价维度，能够区分不同组织硬度，从而区别正常组织和病理组织。

根据形变方式的差异，可以将弹性模量分为3种类型。

（1）当 σ 引起垂直于表面的 ε 时，杨氏模量（E）通过以下方程计算：

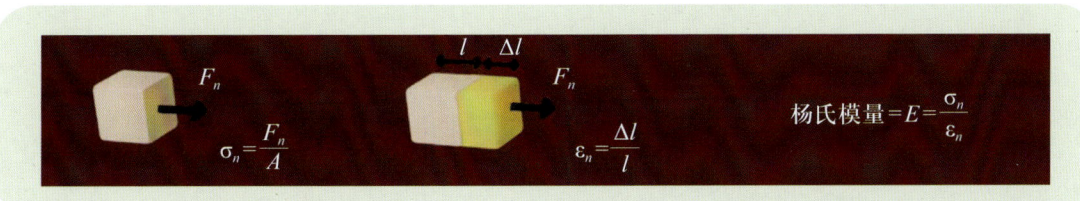

（2）当施加剪切应力（σ_s）时产生剪切应变（ε_s），该应变与表面切线方向平行时，剪切模量（G）可通过以下方程计算：

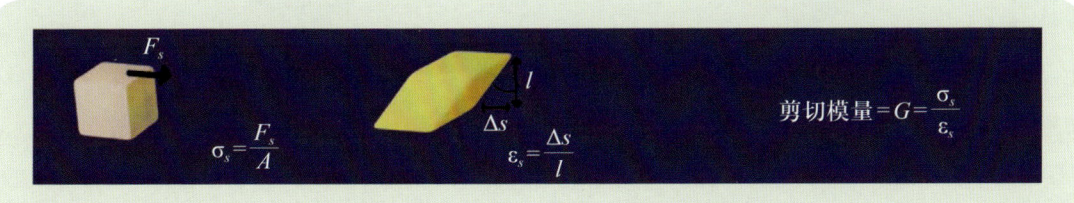

（3）当施加正向向内的力或压力（σ_B）产生体积应变或体积变化（ε_B）时，体积模量（K）可通过以下方程计算：

$$\sigma_B = P \qquad \varepsilon_B = \frac{-\Delta V}{V} \qquad 体积模量 = K = \frac{\sigma_B}{\varepsilon_B}$$

弹性模量（λ）还可通过波的传播速度来表征：

$$\lambda = c^2 \cdot \rho$$

其中，ρ 代表材料的密度，c 表示波速。

软组织的密度通常可以通过参考文献中已有的数值进行计算，或者可以近似认为与水的密度相当（$1\,\text{g/cm}^3$）。

当固体试图保持其初始体积时，3 种不同形式的形变和弹性模量并非独立，而是存在相关性。这种相关性可通过泊松比（v）来表示。

剪切模量与杨氏模量之间存在直接关系：$E = 2G(1+v)$，其中 v 是泊松比。

泊松比是泊松效应的一种度量。泊松效应是指材料受压后，会朝垂直于受力方向膨胀的现象；相反，如果材料被拉伸，通常会在垂直于受力方向发生收缩。稳定、各向同性的线性弹性材料泊松比必须在 $-1.0 \sim +0.5$。

大多数材料的泊松比为 $0 \sim 0.5$。理想状态下，不可压缩的各向同性材料在小应变下发生弹性形变时，泊松比恰好为 0.5（图 1.3）[8]。

在单轴形变中，波模量（P）表示轴向应力与轴向应变的比率，在线性弹性的研究领域中也称为纵向模量或约束模量。

超声波在传播过程中存在两种类型的机械波，即压力（纵向）波和剪切（横向）波，在块体材料中其独立传播，仅在交界处相互作用（图 1.4）。

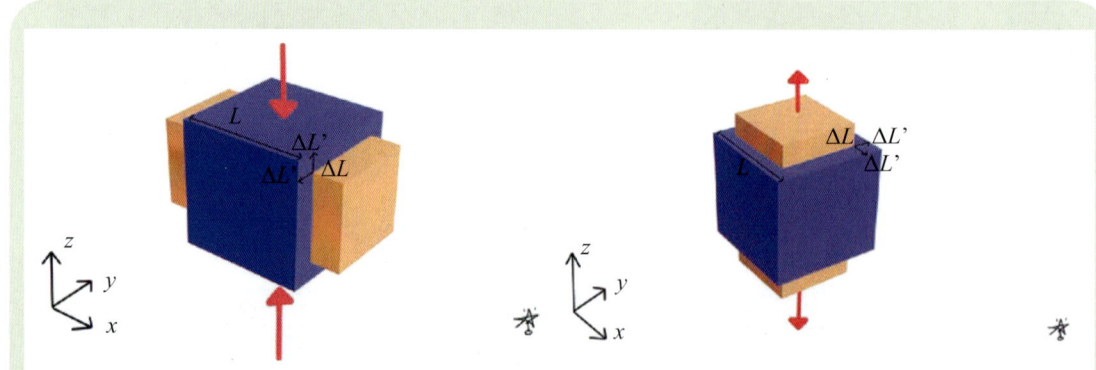

图 1.3 由各向同性线性弹性材料制成的边长为 L 的立方体，沿 x 轴承受张力，其泊松比为 0.5。蓝色立方体代表未受张力时的形态，橙色立方体代表受力后的形态，其在 x 方向上发生了 ΔL 的形变，在 y 和 z 方向上发生了 $\Delta L'$ 的形变

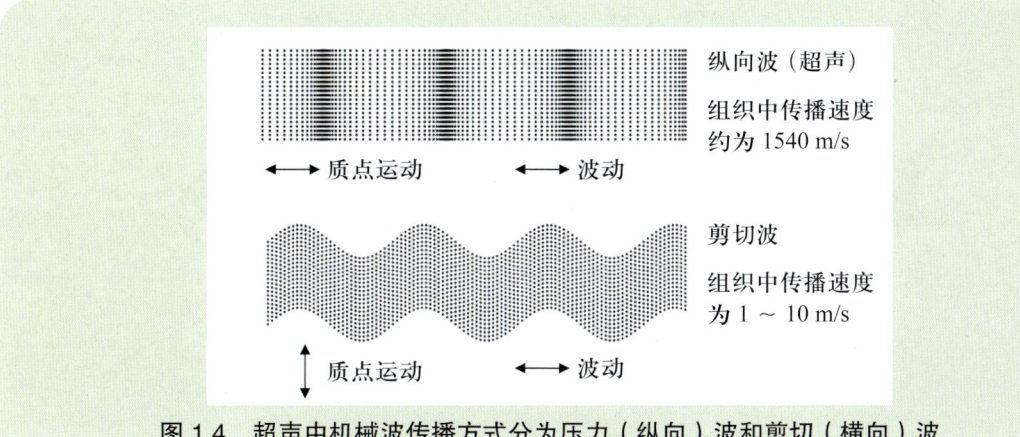

图 1.4　超声中机械波传播方式分为压力（纵向）波和剪切（横向）波

纵向波是指振动方向与传播方向平行的波，即介质中质点的运动方向与波的传播方向相同或相反。纵向波亦称压缩波或压力波，因其在传播过程中对介质产生的压力或增或减，导致介质出现疏密不同的部分。压力振荡本质呈正弦曲线，并以频率、振幅和波长来描述其特性[9]。

纵向波用体积模量表征，波速（c_L）为 1450 ~ 1550 m/s。

纵向波在 B 型超声中已被广泛应用，然而不同软组织中纵向波波速和 K 值差异较小，不足以提供足够的组织对比度进行弹性成像测量。

剪切波的传播方向与质点运动方向垂直，用剪切模量来表征。在软组织中，剪切波速度（c_S）为 1 ~ 10 m/s。剪切波的传播速度取决于组织硬度。众所周知，在生物组织中剪切波的衰减程度更大。在传播过程中，剪切波振幅衰减比纵向波快约 10 000 倍；而在软组织中，其传播速度则是纵向波的 1/1000[10]。

剪切波无法在黏度为零或黏度极低的液体中传播，但可以在高黏度液体中传播。这个概念对于理解炎性关节病变至关重要，因为它将有助于我们区分滑膜炎和关节积液（图 1.5）。

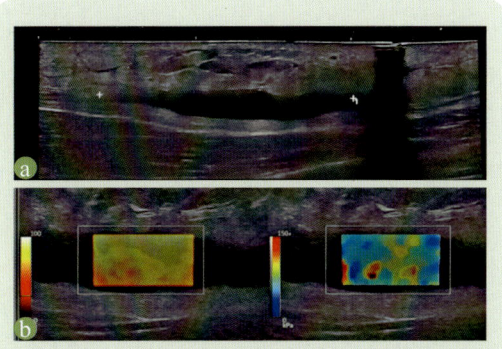

a. 传统灰阶超声；b. 剪切波弹性成像。

图 1.5　剪切波在黏性液体中的传播情况（血清肿合并感染）

人体组织的剪切模量可以跨越 6 个数量级，从脑组织的几百帕到骨骼和软骨的几千兆帕[11]。此外，与健康基线值相比，疾病组织的剪切模量可以增加 2 ~ 10 倍。病理状态增高的弹性对比度有利于临床诊断，但通过这种差异来评估其病理状态具有挑战性[12]。软组织内剪切波速度较低，且不同组织内剪切模量存在较大差异，也为弹性成像的测量提供了适宜的组织对比度（图 1.6）。

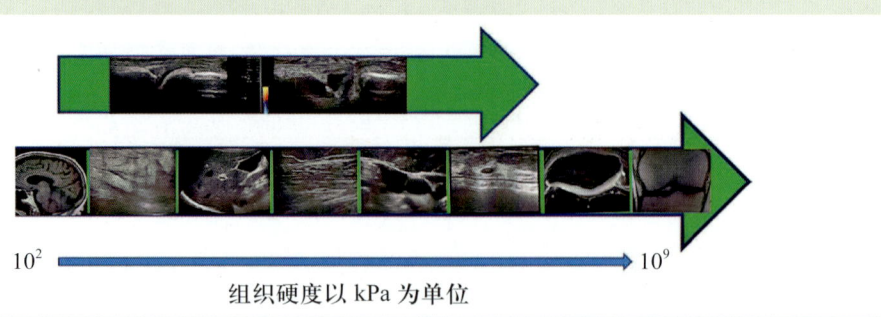

图1.6 在评估不同人体组织的力学性能时,剪切模量具有重要作用,原因有两个:首先,不同组织之间剪切模量存在巨大差异;其次,同一组织发生病理学改变后,其剪切模量存在一定程度的变异

1.3 超声弹性成像技术

弹性成像方法涉及的关键步骤:①目标软组织受到外部或内部刺激;②监测软组织的反应,包括其静态和(或)动态形变;③通过评估软组织的反应推导出其力学性能。

为了使数据和图像的处理与解释更加简便,商用超声弹性成像对评估组织材料做出了一些假设[13]。核心假设如下。

- 线性:应变随着逐渐增加的应力呈线性增长。
- 弹性:组织形变不受应力速率影响,能够恢复到其原始未变形的平衡状态。
- 各向同性:组织是对称/均匀的,对来自所有方向的应力做出相同反应。
- 不可压缩性:施加应力后组织的总体积保持不变。

然而,在实际情况下,组织的生物力学特性可能呈现出各向异性、黏性和非线性行为,这些特性将取决于形变的方向、程度和速率[3]。

目前,大多数弹性成像研究都集中在恢复组织的线性特性上,忽视了其非线性行为。然而,在一些肿瘤中存在非线性行为,随着应变增加,恶性组织的硬度也会增加。

弹性成像方法的开发、评估和进展在很大程度上依赖于连续力学,它使我们能够预测生物软组织对静态负荷或动态刺激的反应,在经典力学中被称为连续介质力学[14-15],该理论将材料建模为连续质点而非离散粒子的力学行为。由于连续模型假设物体内被质点完全占据,因此如果一个物体可被连续分割成小块,每个小块具有与原始材料相同的属性,我们则将该物体定义为连续的。在现代物理学的基本原理中,不考虑原子结构和原子之间的相互作用,而连续介质力学是基于一系列公理或基本原理发展起来的,在本章中详尽回顾这些公理或基本原理并不现实。但是,仍需简单提及材料标架无差异性(material frame indifference,MFI)原则,由于其数学定义较模糊,在过去几十年中对其解释已经有所变化。

从数学角度来看,材料标架无差异性原则可以表述为在坐标系变换条件下,本构函数保持不变。然而,Liu等[16]认为,材料标架无差异性的最终理念是材料性质，与观察者无关。

科学中的逆问题，是从一组观测数据计算出产生这些数据的因果因素的过程，许多工程和科学领域中的重要逆问题都属于非适定问题。

20世纪，法国数学家Jacques Hadamard定义了"适定问题"的概念。他认为，使用数学方法表示物理现象应满足：①有且只有唯一的解决方案；②初始条件发生改变后，解决方案也会相应地发生变化。

如果不满足Hadamard的任何一个条件，则逆问题就是非适定的。

除了线性弹性参数之外，近年来报道的不同反演方法，还可以推断出软组织的超弹性、黏弹性和各向异性弹性参数[17]。

1.4 超声弹性成像技术的主要类别

弹性成像通常根据成像模式、测量的物理量及所使用的刺激或负荷的方法进行分类。正如在引言中所提到，本书将主要关注这些不同的超声技术。最常见的分类方式是根据施加的刺激类型分为准静态和动态。在动态方法中，连续（谐波）或瞬态刺激是两种主要方式（图1.7、图1.8）[3,17]。

我们简要讨论振动幅度弹性成像技

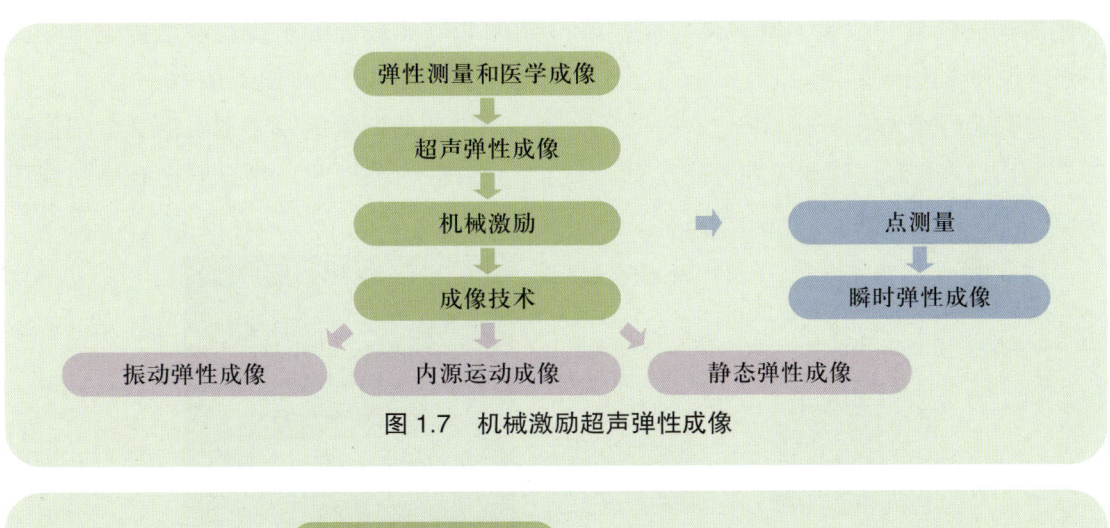

图1.7 机械激励超声弹性成像

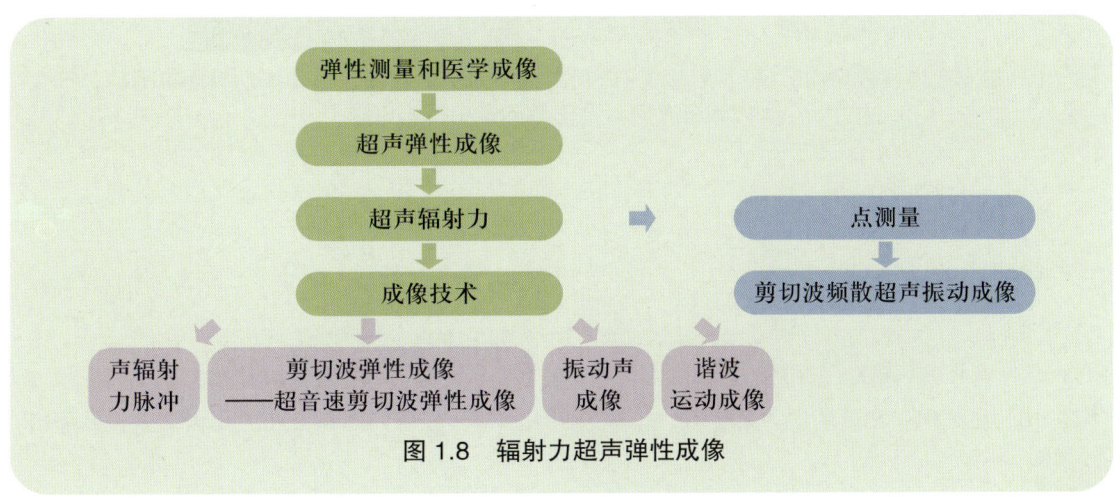

图1.8 辐射力超声弹性成像

术（vibration amplitude sonoelastography，VASE），它被认为是最早的弹性成像技术，也是第一个动态弹性成像技术。Lerner 等[18]引入这种方法，用于检测软组织中相对硬的病变。振动弹性成像（vibro-elastography）技术将连续低频振动（40 ~ 1000 Hz）应用于激发感兴趣组织内的剪切波。主要通过深部器官产生振动（位移小于 0.1 mm）及低频剪切波来实现，利用彩色多普勒成像技术实时显示振动反应。当振动超过预定阈值（在 2 μm 范围内）时，会导致这些图像中的颜色饱和。

局部存在病变会对弹性成像图像产生影响，从频率离散的模式中可以反演组织本底的杨氏模量。因此，振动弹性成像可用于定量和对比成像[19]。

准静态超声弹性成像技术

使用超声进行应变成像有两种方法。

1.4.1.1 应变弹性成像

二维组织应变评估使用 Ophir 等在 1991 年引入的一种定性或半定量技术，通过对组织施加压缩波对组织进行评估[3]。在应变弹性成像（strain elastography，SE）中，可以通过手动超声探头加压、专门设计的机械装置或利用体内固有运动如心脏搏动、呼吸或血管搏动的变化使组织产生小的位移，大部分研究者估计该位移范围约占组织形变的 2%。

随后，通过对比处理变形前后每帧图像的射频回波信号，可以确定组织在施压轴向上产生的位移（图 1.9）。

在施加一定量的应力条件下，较软的组织相对于较硬的组织会产生更大形变，会产生更大的应变（图 1.10）。

应变的测量值以半透明的彩色图像显示，被称为弹性图，并叠加在 B 型超声图

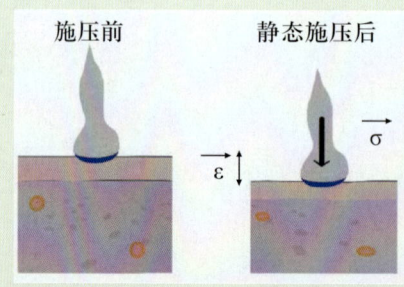
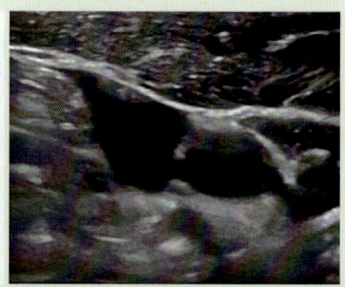

图 1.9 在应变弹性成像中，通过手动加压或利用心脏搏动、呼吸或血管搏动等固有运动，产生压力轴向方向上可测量的微小组织位移

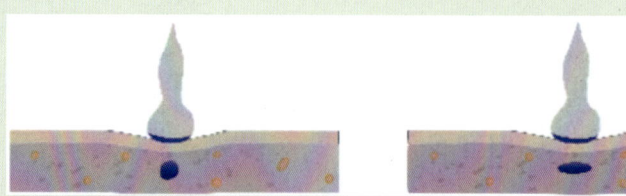

图 1.10 在施加一定量的应力情况下，较软的组织相对于较硬的组织会产生更大形变，因而产生更大的应变

像上。尽管学术界倾向于统一弹性图像标尺,但不同公司仍然使用不同的标尺。低应变(硬组织)通常显示为红色,而高应变(软组织)通常显示为蓝色(图1.11)。

尽管已经有许多使用应变弹性成像进行组织硬度半定量评估的方法(如Tsukuba评分),但应变弹性成像图的亮度/颜色与组织硬度之间并非呈线性关系[20]。

应变比(strain ratio,SR)是一种假的定量数值,它表示相邻参考组织(通常为正常组织)感兴趣区(region of interest,ROI)测得的应变与目标病变中测得的应变之比[4]。当应变比大于1时,表示目标病变的压缩程度小于正常参考组织,表明存在较低的应变和较高的硬度(图1.12)。

最近,具有已知杨氏模量的声学耦合垫已经用作为更加恒定的应变比测量参考组织[21],临床应用表明其可重复性高,且与定量弹性成像测量数值相关。

另一个需要考虑的技术因素是弹性质量控制指示图,其形式可能会因制造商不同而有所差异,但始终能够显示所获得的弹性图是否有效,图1.13中突出显示了质量控制指示图并进行解释。

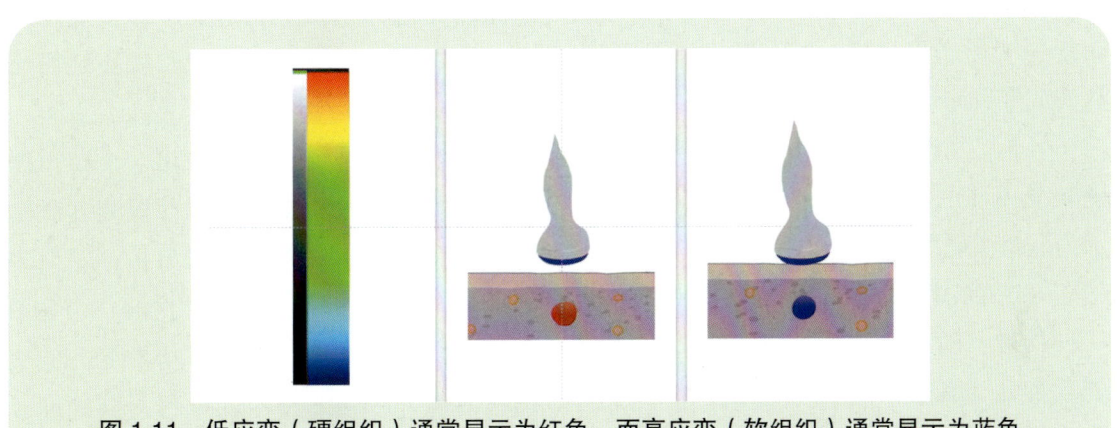

图1.11 低应变(硬组织)通常显示为红色,而高应变(软组织)通常显示为蓝色

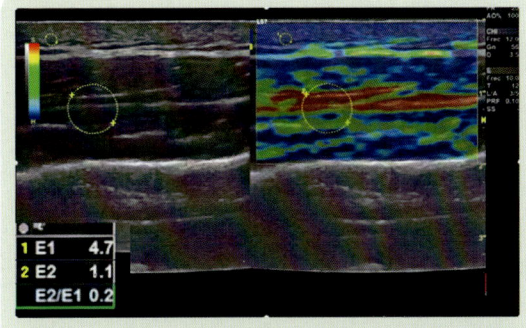

图1.12 应变比是指相邻参考组织感兴趣区测得的应变与目标病变中测得的应变之比。应变比大于1时,表示目标病变的压缩程度小于正常参考组织,表明应变较低且硬度较高

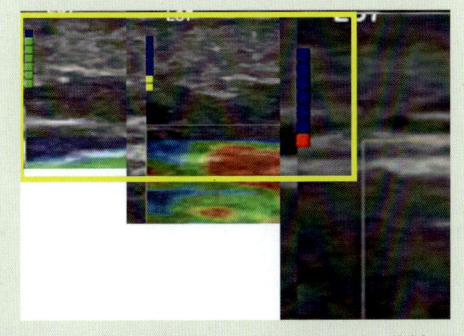

图1.13 弹性质量控制指示图位于弹性图的左侧,从红色到绿色不等。当质量控制指示图为红色时,表示弹性图无效;而指示图呈现绿色越多时,测量结果越准确

这种技术存在以下主要缺点。

（1）在评估具有显著骨性突出结构时，弹性图的有效性会降低，因为施加均匀的压力变得困难（Maltese 十字伪像）[22]。

（2）即使在组织硬度均一的情况下，应力传递到组织中也会随着距离的增加而减小，导致距探头最远区域的形变较小[17]。

（3）由于生理运动作为刺激时存在变异性，而操作者手动按压方式施加应力时其运动幅度难以控制，因此这两种模式下的测量都非常主观。

（4）操作者对组织施加的应力程度，在某些结构周围可能会产生应变集中，从而使应变场产生畸变，并在弹性图中产生伪像或导致测量不准确。

（5）"蛋壳效应"是另一种伪像，坚硬病变内部的坏死区域通常在弹性图中显示为假性高硬度[22]。

（6）组织力学性能的非线性也会产生一种伪像。随着应力增加，组织的硬度随之增加，二者呈指数关系改变。这种伪像称为预应力伪像[22]。

拉伸弹性成像是压缩弹性成像的一个变体，通过测量组织内部产生的响应拉伸应力的组织应变来实现，最近已在体外得到验证。拉伸力由肌肉自主等长收缩产生，而产生的力使用测力计和数据采集系统在外部测量。与压缩超声弹性成像相比，拉伸弹性成像提供了与组织弹性（弹性模量）相关的定量信息，这与肌腱的主要功能是从肌肉到骨骼传递拉伸力有关。虽然这项技术尚未商业化，但它作为一种新的功能性成像测试具有广阔的前景，可以指导肌腱病和其他慢性肌腱疾病的治疗[10]。

1.4.1.2 声辐射力脉冲应变成像

1990 年，Sugimoto 等在实验室系统中提出了利用声辐射力（acoustic radiation force，ARF）表征组织性质的方法。Nightingale 在 1999 年开发了一种使用声辐射力脉冲（acoustic radiation force impulse，ARFI）来估计深部组织位移的成像系统[3,13,23]。

声辐射力脉冲中使用的机械激励是脉冲、聚焦的声辐射力，用于引起组织运动。相较于传统的应变弹性成像，它具有更高的时间和空间精确性。与压缩弹性成像相比，声辐射力脉冲成像的一个优点是直接施加力在目标组织上，消除了非直接作用力耦合问题，并降低产生组织机械性质恰当对比所需的应力。

声辐射力脉冲成像中使用一个超声探头，用于发射脉冲声辐射力并探测其激励引起的位移。脉冲式声辐射力是声辐射力脉冲成像的重要组成部分，它由一个比 B 型超声脉冲更长和（或）声功率更高的聚焦超声脉冲提供。组织的位移与其硬度成反比，与施加的力成正比[24-25]。

声辐射力脉冲应变成像能够实现更细微的空间分辨率，因此在组织结构信息更重要的情况下更适合应用。

1.5 剪切波成像

目前，弹性成像领域应用最多的技术是利用剪切波现象，剪切波与瞬时及谐波方法相关。

1.5.1 瞬时弹性成像或振动控制弹性成像

Matias Fink等和Sandrin等分别于1999

年和2003年，在实验室系统与成像仪器中采用瞬时弹性成像（transient elastography，TE）来表征组织的物理性质。值得注意，瞬时弹性成像特指瞬时弹性成像技术，该技术中的瞬时剪切波由机械振动诱发，尽管瞬时弹性成像也指基于瞬时剪切波的弹性成像技术[3,26]。这种技术的发展与格林函数这一个强大的数学工具密不可分。通过使用瞬时刺激，瞬时弹性成像能够最大限度地减少介质中的干扰因素，并实现压缩波和剪切波的有效分离[26]。

FibroScan® 的商业化始于 2003 年 12 月，目前是评估肝纤维化最广泛使用和验证的技术（图 1.14、图 1.15）[27]。

在评估过程中，超声探头和振动器必须位于同一方向轴上（反射模式）。反射模式确保超声波和剪切波传播轴精准匹配，从而实现仅对纵向位移的测量。

控制剪切波的频率非常必要，因为软组织的黏弹性参数与频率相关。例如，新鲜肝脏在 50 Hz 时硬度为 2 kPa，而在 400 Hz 时则增加至 10 kPa[26]。

该技术评估了 3 个参数。

（1）肝脏硬度测量（liver stiffness measurement，LSM）：肝脏硬度测量在评估肝硬化方面表现出色，是肝脏疾病的重

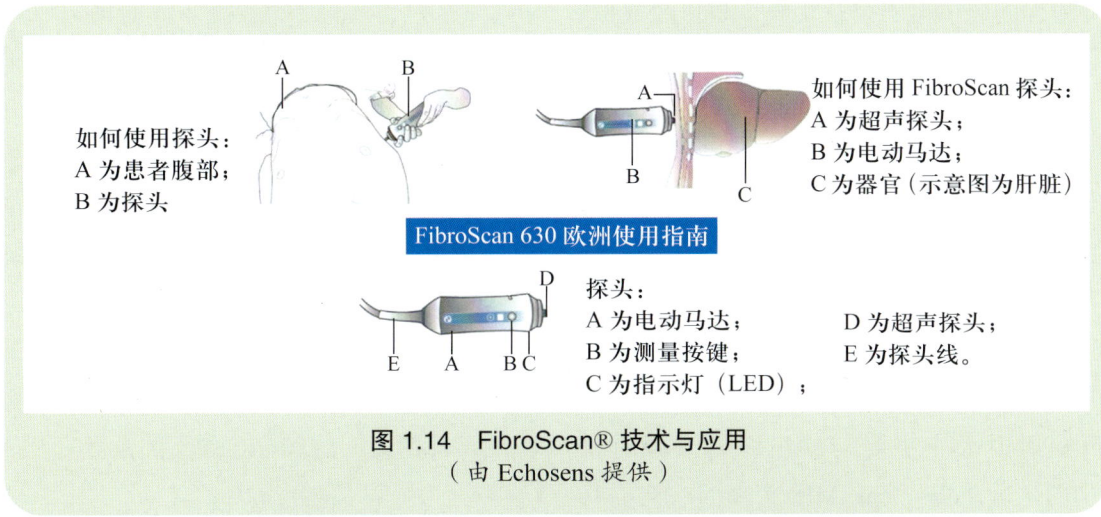

图 1.14 FibroScan® 技术与应用
（由 Echosens 提供）

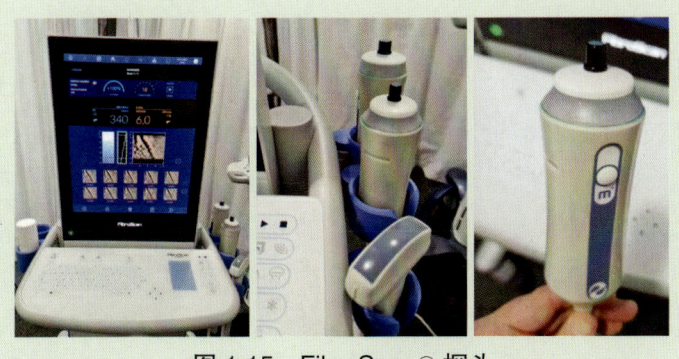

图 1.15 FibroScan® 探头
（由西班牙巴塞罗那 Parc de Salut Mar 医院胃肠外科提供）

要生物学标志，也是肝硬化的预后因素。

（2）受控衰减参数（controlled attenuation parameter，CAP）：受控衰减参数反映了器官脂肪浸润（脂肪变性）的程度。

（3）脾脏硬度测量（spleen stiffness measurement，SSM）：最近的研究表明，脾脏硬度测量的变化与3级或4级食管静脉曲张存在相关性。

无论一维瞬时弹性成像还是二维瞬时弹性成像，其技术改进均在持续推进中。一维瞬时弹性成像中，振动频率已低至50Hz，而超声图像追踪速度超过每秒1000帧。相比之下，二维瞬时弹性成像通过开发可编程的超声电子设备实现了超快速成像，原始数据记录频率达到每秒5000多帧[7]。

1.5.2 基于声辐射力的剪切波弹性成像

基于声辐射力的弹性成像技术具有深度和频率依赖性。以下变量会影响由声辐射力引起的剪切波频率[24-25]。

（1）测量靶目标的深度。超声波包含的频率范围随深度而变化，这是因为超声波的衰减与频率有关。一般而言，体内声辐射力大小主要与软组织的衰减有关〔0.3 ~ 1.0 dB/（cm·MHz）〕。

（2）超声探头的中心频率。

（3）超声探头发出的激励波长和辐射力对所作用位点组织硬度的影响。

1.5.3 点剪切波弹性成像

点剪切波，也称为定量声辐射力，在聚焦点产生短时间的超声波束，直接作用于组织中特定深度的一个小局部区域（1 cm³）。该技术使目标组织沿着超声波束轴线方向发生位移，且该位移能够被检测。通过计算组织位移随声辐射力脉冲刺激时间的变化可获得局部组织的弹性特征，包括最大位移、达到最大位移所需时间及从位移中完全恢复所需的弛豫时间[28]。

大部分已发表的文章集中在比较点剪切波弹性成像（point shear wave elastography，pSWE）与瞬时弹性成像评估肝脏状态（纤维化）。点剪切波弹性成像的最大优点是可以选择测量区域，从而避免大血管或扩张胆管等结构的干扰，并且能够减少肥胖或腹水对评估肝脏硬度的影响。

点剪切波弹性成像技术的主要缺点是该技术不具备实时性，且所检查的区域相对较小[22]。

1.5.4 剪切波弹性成像和声辐射力脉冲

1998年，Sarvazyan等研发出剪切波弹性成像（shear wave elastography imaging，SWEI）方法。

在商业超声成像仪上，产生剪切波的方法依赖于声辐射力现象。这是一种体积力，与可吸收声波组织中的声波传播有关，其方向与声能流动的方向一致。对于弱强度的聚焦超声波束而言，其强度（I）与相关的声辐射力F之间存在如下关系：

$$F = 2\alpha I / c_L$$

其中，α为吸收系数，I为时间平均强度，c_L为声速（图1.16）。

在软组织中，通过聚焦可以实现I的变化，相比之下，c_L和α的变化较小。因此，我们可以生成与超声波强度匹配的组织内力的分布图[25]。使用持续时间为10^{-5} ~ 10^{-3} s的高强度超声波脉冲来产生局部体积力作为剪切波源是一种有效方法，这种方法称为声辐射力脉冲。这里的"脉冲"是指相对于组织的机械响应时间（以毫秒为单位）而言，

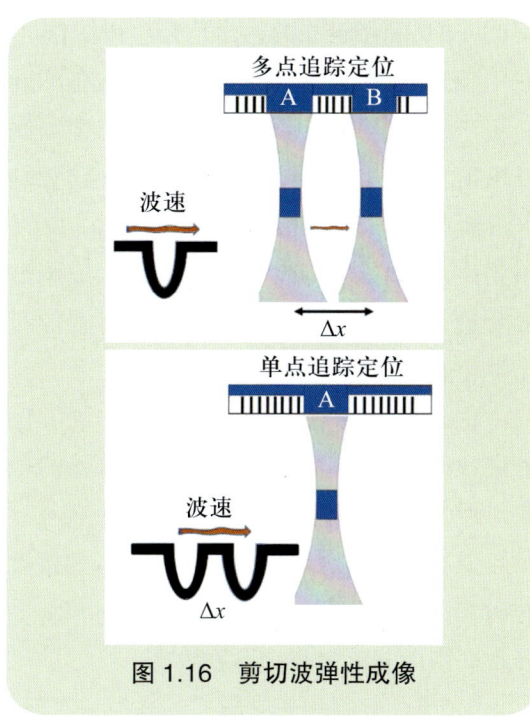

图 1.16　剪切波弹性成像

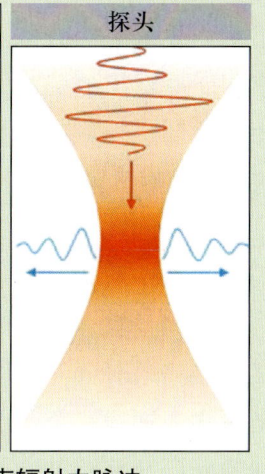

图 1.17　声辐射力脉冲

施加力的持续时间较短（数百微秒）[25]。所产生的波振幅很小（小于 100 μm），但足以用于体内超声测量[25]。

当剪切波从源头传出时，我们可以通过记录其在两个或多个已知距离之间的到达时间来计算其速度。我们将这种在多个位置记录剪切波到达时间的方法称为多点追踪定位（multiple tracking location，MTL）方法。多点追踪定位应用的例子包括剪切波频散超声振动成像（shear dispersion ultrasound vibrometry，SDUV）、超音速剪切波弹性成像（supersonic shear wave imaging，SSI）和声辐射力脉冲剪切波弹性成像（图 1.17）[25]。

还可以实施一种补充方法，我们称之为单点追踪定位（single tracking location，STL）法。

1.5.5　超音速剪切波弹性成像

Bercoff 等首次描述了超音速剪切波弹性成像技术[24]。该技术的独特之处在于将声辐射激励与剪切波的超快超声成像相结合。以下简要介绍该技术涉及的 3 个步骤。

（1）声辐射力激励剪切波。超音速剪切波弹性成像技术使用声辐射力来激励介质，这种辐射压力源于波及其传播介质之间的动量传递。声辐射力在一定范围内产生机械力，其大小与超声波振幅的平方成正比。利用聚焦定律改变局部超声波振幅从而在特定位置生成峰值力。

声辐射力引起的剪切波振幅相当低，并在传播过程中迅速衰减。超音速剪切波弹性成像方法背后的理念是依次将超声聚焦在不同的深度。由于剪切波源在介质中深度方向上的移动速度高于剪切波速度，因此会产生超音速状态并形成马赫锥现象。每个聚焦生成的相干剪切波形成一个准平面剪切波，极大缩短了介质内总的超声聚焦时间，从而降低了过热或空化的风险。

（2）超声成像。在这种情况下，必须开发一种每秒能生成数千张图像的成像模式，以便能够跟踪剪切波。超音速剪切波弹性成像技术采用超快速成像方式，即向组织内发射平面波以获得完美的时间分辨率。能够跟踪剪切波的最后一个步骤是从超快速超声视频中测量组织的位移，这种被称为超声散斑干涉技术的方法已经实现。

（3）剪切波速度图像。一种可能实现描记组织中剪切波速度图像的方法是使用飞行时间计算，即找到剪切波在两个质点之间传播的时间。恰当的剪切波速度图像至少需要通过3个马赫锥来构建，进而精确推断研究目标的力学性能。由于剪切波弹性成像（shear wave elastography，SWE）产生的马赫锥具有不易衰减的优势，因此具有更好的穿透力（高达8 cm）[22]。

1.5.6 振动声成像

振动声成像（vibro-acoustography，VA）是一种无创成像工具，通过分析组织或物体对超声辐射力产生的振动导致的声学响应来确定其力学性质[29-31]。振动声成像技术可概括为3个步骤。

（1）对组织施加局部振荡力以引起振动。

（2）记录振动组织所产生的声学信号。

（3）利用记录的声学信号生成图像。

振动声成像技术将两束频率略有不同的超声波聚焦在同一区域，从而产生调制声辐射力和声场。随后，通过附近放置的水听器获取声场信息以形成图像（图1.18）。振动声成像图像具有高对比度和无散斑这两个最重要特征。散斑会降低超声图像对比度和微小结构（如微钙化）的对比。

振动声成像在临床主要应用于乳腺癌中高风险的年轻女性乳腺和致密乳腺的检查，因为它检测微钙化方面的能力最强。

其主要缺点包括：①与胸壁非常接近的病变，无法进行评估；②检查费时较长，患者在图像采集过程中存在疼痛。

1.5.7 谐波运动成像

2003年，Elisa Konofagou等提出了局部谐波运动成像（harmonic motion imaging，HMI）[32-33]。

谐波运动成像是一种基于辐射力的弹性成像技术，它结合了诊断超声的优点（高空间和时间分辨率）和使用辐射力进行弹性成像的优点（在更深的深度上进行敏感、可靠的硬度测量）。谐波运动成像利用超

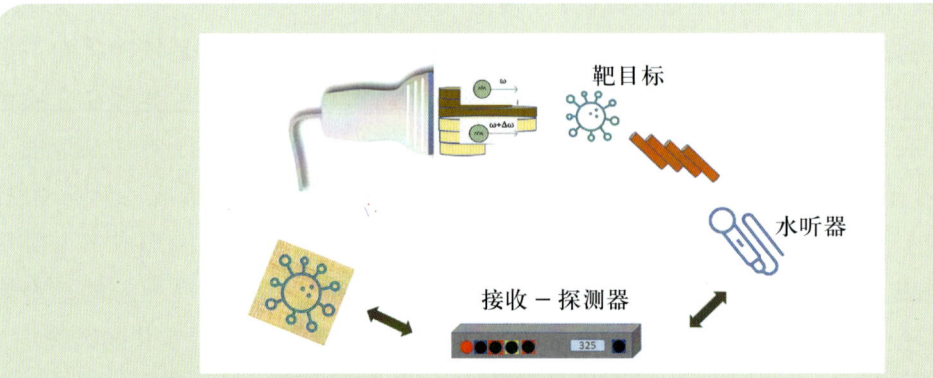

图1.18 振动声成像。通过将两个略微不同频率的超声波束聚焦到同一区域，振动声成像技术产生声场和调制声辐射力。附近放置的水听器收集声发射以形成图像

声波束在焦点区域引起组织振荡位移，从而评估该区域力学性质，无须任何直接接触、对齐排列或外部组织形变。

谐波运动成像聚焦超声是指将谐波运动成像无缝应用于高强度聚焦超声（high-intensity focused ultrasound，HIFU）的监测。该技术在高强度聚焦超声治疗之前、期间和之后都使用相同的超声波束。为了检测高强度聚焦超声治疗过程中组织弹性的变化，已经开发了一些超声弹性成像技术，包括准静态弹性成像、超音速剪切波弹性成像、声辐射力脉冲和谐波运动成像。

谐波运动成像能够识别治疗后的肿瘤边缘，从而实时评估治疗效果[34]。

1.5.8　空间调制声辐射力

正如其首字母缩写所示，空间调制声辐射力（spatially modulated ultrasound radiation force，SMURF）的概念是利用空间调制声辐射力来产生已知波长的剪切波[25]。它是剪切波弹性成像方法中第一个采用单点追踪定位的技术。周期波的空间长度或相邻两个具有相同相位的波点之间的距离，在物理学中被称为波长，通常用希腊字母λ表示，而波长的倒数被称为空间频率。

剪切波一旦产生，可以通过测量其频率f并应用公式$c=\lambda f$来确定其速度。假定剪切波遵从线性传播，即其在传播过程中的频率保持不变。激励区域的大小对空间调制声辐射力相关的空间分辨率有影响[35]。减小激励区域的大小，是提高剪切波速度估计空间分辨率的必要条件。空间调制声辐射力的适用范围受到介质黏弹性的限制，即无法产生理想空间分辨频率的剪切波。

1.5.9　梳推式超声剪切波弹性成像

传统的超声剪切波弹性成像存在两个关键问题：①由于衰减逐渐增加，剪切波远离激发波束时的信噪比（signal-to-noise ratio，SNR）下降；②剪切波源下方区域的剪切波速度无法测量。

梳推式超声剪切波弹性成像（comb-push ultrasound shear elastography，CUSE）是一种新技术，由Song等[36]于2003年报道。该技术利用组织内的多个剪切波源进行成像。每个波源的剪切波能量与总波源数量成反比，因此需要在两者之间取得平衡。每个激发束产生两个剪切波，分别沿着远离激发波束的相反方向传播。来自不同激发束的剪切波会相互干扰，最终填满整个视野（field of view，FOV）。消除干扰伪像最有效的方法是使用方向滤波（图1.19）[37]。

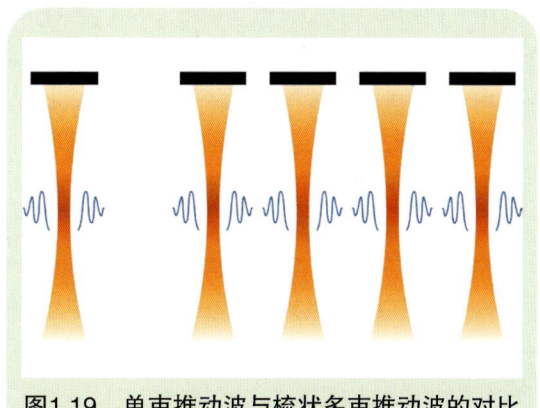

图1.19　单束推动波与梳状多束推动波的对比

梳推式超声剪切波弹性成像有3种不同的模式：聚焦模式、非聚焦模式和马赫梳推模式。这些不同模式的应用取决于不同的探测深度。此外，相关研究者还提出了另一种更为复杂的模式，称为"雨推"型梳推式超声剪切波弹性成像，它在不同的轴向和横向位置同时分布多个剪切波源[38]。

1.5.10 谐波弹性成像

另一个广泛使用的弹性成像技术是使用连续波外部振动源，可以归类为谐波弹性成像（harmonic elastography，HE）。谐波弹性成像采用低频和在空间定位的正弦机械源，采用类似于彩色多普勒成像原理，来估计剪切波传播的相位和振幅[3]。

1.5.11 振动弹性成像

振动弹性成像是静态弹性成像的延伸，由 Emre Turgay 和 Rob Rohling 提出。该方法通过外部振动源施加多频宽带低频（通常频率 < 30 Hz，振幅为 0 ~ 3 mm）的压缩波到组织上，并以大约每秒 40 帧的速度收集射频（radiofrequency，RF）数据，计算由施加压缩引起的组织运动，在频域中计算应变以显示组织的硬度对比。

振动弹性成像声像图的区域对比度噪声比（contrast-to-noise ratio，CNR）明显优于 B 型超声。这种技术最常被用于前列腺[39]和子宫[40]的病变中，但近年来发表文章较少。

1.5.12 爬行波弹性成像

2004 年，Wu 等[41]首次报道了爬行波的应用。研究证明可以利用爬行波来精确推导材料的杨氏模量。Hoyt 等[42]推导出剪切波速度和剪切波衰减的估计值。

爬行波的术语基于以下有用的事实：采用两个平行的振动源，振动频率之间相差微小（0.1 Hz 量级），两个振动源产生的横向波经过干涉，产生沿成像平面传播且速度受到振动源控制的波[43]。因此，在典型的多普勒成像频率下，采用传统的多普勒超声可以观测到爬行波。爬行波所具有的另外一个优势是两个振动源产生的波经过的区域（称为感兴趣区）面积较大，扫查探头可以通过一对小型外部振动源实现。

1.5.13 二维时间谐波弹性成像

二维时间谐波弹性成像（2D time-harmonic elastography，2D-THE）的方法需要将单频或多频的外部振动装置置于患者床上，以产生多方向传播的剪切波。振动器是刺激几乎所有身体器官和组织的有效方法。同样，该过程包括 3 个基本步骤。

（1）为了在低频范围内刺激人体组织，设计了一个多谐波波群，包含不同的频率。

（2）在 80 Hz 的帧频（frame rate，FR）下采集 1 秒的原始射频数据。

（3）后处理算法的流程图非常复杂，感兴趣的读者可以参考 Tzschatzsch 的原始文献[44-45]。

该技术的主要优势在于其能评估比其他剪切波弹性成像技术更广泛且更深的区域。

1.5.14 混响剪切波弹性成像

脏器边界和内部不均质的组织中存在反射波，这可能导致在瞬时波中叠加连续波或反射回波的模式。为了克服这个问题，混响剪切波弹性成像（reverberant shear wave elastography，RSWE）提出了一种替代方法，该方法应用了组织内的窄带随机各向同性剪切波场的概念。

与二维时间谐波弹性成像类似，采用相同的外部机械振动器（频率为 40 ~ 700 Hz）并放置在相同的研究床上。混响剪切波场可以描述为由随机方向传播的平面剪切波叠加而成，至少需要 60 个入射平面波来产生混响剪切波场。这种新方法建立了大量不同方向传播的剪切波，同时也包括来自器官边界和不均质组织中的反射剪切波。

使用混响剪切波弹性成像的一个优点是，它能够在深层组织（深至 16 cm）产生更强的剪切波，并且可以提供额外的参数，如剪切波速度随频率的变化（频散）。总之，混响剪切波弹性成像能够克服当前弹性成像中的一些主要局限性：通过合并反射与深部穿透的剪切波，无须考虑波的传播方向，并最小化表面声波的影响。

有关更多信息，建议感兴趣的读者参考 Ormachea、Zvietcovich 和 Parker 的文章[45-47]。

我们对过去 30 年弹性成像方法发展进行了时间顺序总结（图 1.20）。

二维剪切波弹性成像在感兴趣的二维区域内生成彩色编码图，并为用户提供定量测量。因此，需要在严格的质控条件下才能应用，并且只有在图像满足严格质量标准时才能进行测量（图 1.21、图 1.22）。

因此，我们需要注意以下几点。

（1）所获取的弹性图是否有效？所有设备都具有图像质量指示标，这些指标在不同的商业公司之间存在较大差异，只能在制造商设定的质量范围内进行测量。

1990	振动幅度弹性成像技术：Lerner 与 Parker
1991	应变弹性成像：Ophir
1998	剪切波弹性成像：Sarvazyan
1999	声辐射力脉冲：Nightingale
1999	振动声成像：Fatemi 与 Greenleaf
2003	谐波运动成像：Konofagu
2003	瞬时弹性成像：Fink 与 Sandrin
2003	梳推式超声剪切波弹性成像：Song
2004	超音速剪切波弹性成像：Bercoff
2004	爬行波弹性成像：Wu
2006	振动弹性成像：Turgay 与 Rohling
2019	振动剪切波弹性成像：Ormachea 与 Parker

图 1.20 过去 30 年弹性成像技术发展年表

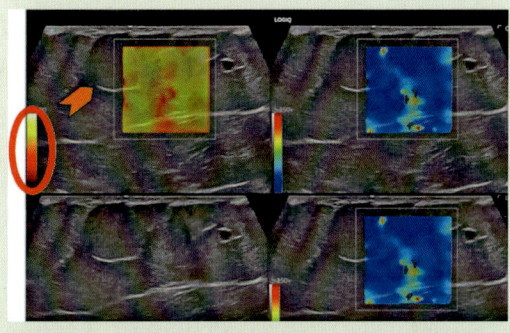

图 1.21 剪切波弹性成像的一个基本特征是客观提供组织硬度值以表征其力学性质。然而，只有在符合设备设定的质量标准时，测量的数值才具有代表性。在我们的设备中，质量指标红色区域是不合格的，而浅黄色或白色区域才是最佳的组织硬度测量区域

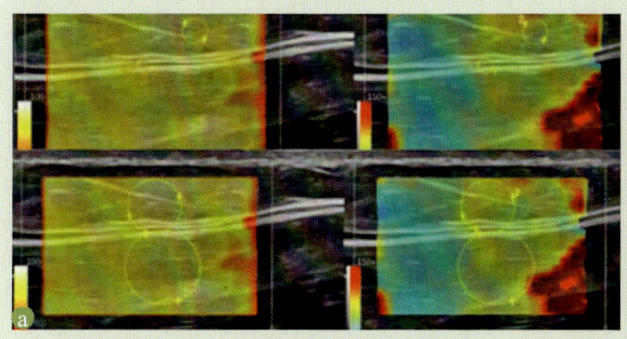 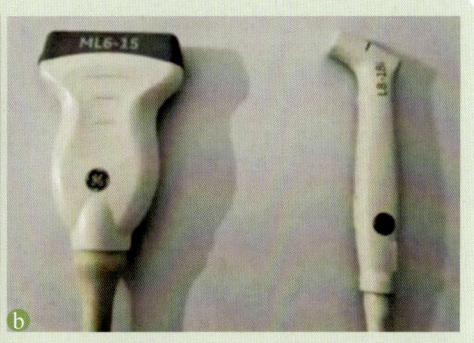

图 1.22 目前关于测量组织硬度或速度的感兴趣区域的最佳大小尚存在争议

（2）测量是否在正确的区域进行？在B型超声图像的指导下，用户可以根据感兴趣的解剖结构调整感兴趣区的大小和位置，以确保测量操作在正确的区域进行。

（3）感兴趣区的大小应该是多少？感兴趣区的大小应根据所研究的区域（图1.22a）和使用的探头（图1.22b）来确定。关于特定大小尚未达成共识。Kot等对肌肉肌腱环境中感兴趣区大小对定量弹性值的影响进行了研究[48]。事实上，感兴趣区越大，包括硬结构（筋膜，致密胶原纤维）在内的机会就越多。建议选择能够减少伪像的较小感兴趣区尺寸。在病变内部不均一的情况下，建议使用适合测量不同区域的不同感兴趣区[49-50]。

这将取决于要测量的结构及所使用的探头。

通常情况下，应充分调整以避免包含会改变其平均值的结构，并且在结构非常不均一的情况下，应在每个区域上分别进行测量。

应该执行多少次测量？同样的，在这个问题上，除了肝脏评估之外，并没有达成广泛共识。指南建议进行至少3次采集，并取平均值代表组织硬度。为了更准确地评估测量之间的变异性，建议进行5次以上的采集（图1.23）。

（4）推荐使用IQR/M（Interquartile Range/Median）作为质量因素：当中位数以kPa为单位时，应≤30%，当中位数以m/s为单位时，应≤15%。截断值可能会根据所探测的解剖区域而有所变化。建议尽量保持较低的IQR/M值。

（5）建议在一个区域或多个区域进行

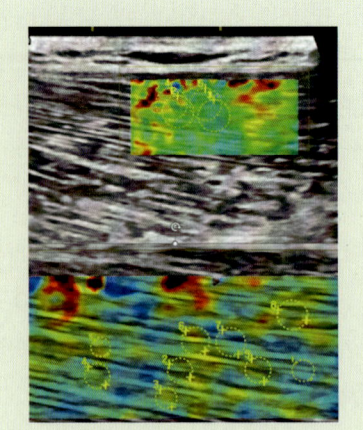

图1.23　至少应进行3次测量，建议尽可能进行5次测量

测量，具体测量点的数量取决于所要评估的部位。当需要评估少量关节积液时，只需在一个区域进行测量；而对于肌肉的评估时，则建议分别在其近端、中段和远端进行测量。

（6）在进行研究之前，需要对适应证有充分了解。例如，在进行肌肉研究时，需明确患者是否需要保持静止，并确定所需的静止时间；或者检查四肢时，需确认是否可以进行伸展或屈曲检查。剪切波弹性成像测量必须在完全静止的患者身上进行。

（7）最后，建议在定期监测组织的硬度时，始终使用相同的设备进行测量。

1.6　剪切波弹性成像：肌肉和肌腱中的伪像

1.6.1　信号缺失区域

二维剪切波弹性成像可能存在没有任何信息的区域。这些区域被视为零值，在彩色图上不进行编码，并显示为黑色。这被称为"信号缺失区域"（图1.24）。

Bouchet[51]对可能产生该区域的原因进行了全面描述：B型超声和剪切波弹性成像模式的采集设置不正确；存在液性区域；后方弹性声影伪像；病变过硬；病变内坏死；病变回声过低；评估的位置过深。

1.6.2 黑洞现象

当介质过硬时，即使具有超高速帧频，也无法跟踪剪切波的传播。因此，剪切波弹性成像的弹性值被视为无效（图1.25）。

1.6.3 假液性病变

在二维剪切波弹性成像中，信号缺失区域也可能表示环境存在极低回声，导致设备未能检测到剪切波通过时任何的斑点运动。

例如，在标准B型超声和剪切波弹性成像模式下观察黏液性病变时，其表现类似于假液性病变；然而，在多普勒模式下，这些病变呈实性且血流丰富的特征[50]。

1.6.4 肌肉肌腱各向异性

肌肉和肌腱同时具有固体弹性特性、液体黏性特性及与各向异性相关的特性。因此，计算杨氏模量涉及一个复杂的横向各向同性流变学模型，在常规实践中尚未得到应用[52]。肌肉或肌腱的各向异性不应被视为伪像，而应视为这些结构的固有特性。

已经证明，探头相对于肌肉纤维轴的角度对结果的量化具有重要意义[53]。

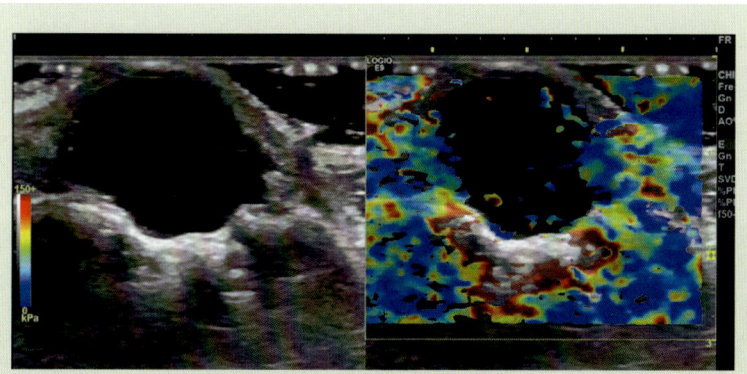

图1.24 信号缺失区域

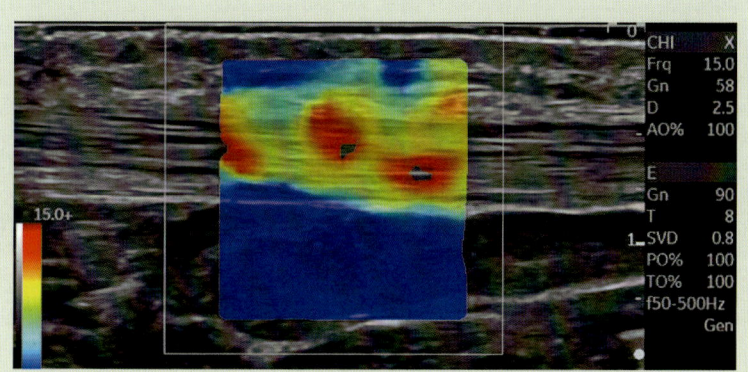

图1.25 黑洞现象

当测量与纤维轴平行而非垂直时，类似横纹肌和肌腱等各向异性组织内的剪切波速度显著增高[52]。

1.6.5 只有垂直于纤维轴测量的弹性值才能准确反映介质的力学性质

肌肉纤维的方向会对剪切波前的衰减产生影响。当剪切波前与纤维轴垂直时，衰减现象显著；然而，当剪切波前与纤维轴平行时，衰减可忽略不计。肌肉和肌腱在横向上具有各向同性特征。只有当剪切波前与纤维轴平行时，各向异性组织的力学性质才符合剪切波弹性成像物理原理中的 Voigt 模型，此时的杨氏模量可以利用剪切波速度（shear wave velocity，SWV）进行直接计算（图 1.26）。

探头与所扫查结构的方向会对剪切模量的数值产生影响，而且剪切波弹性成像对探头的压力和角度非常敏感，因此建议轻柔地施加压力于探头[4,10]。

为了对弹性图像进行定量计算，大多数超声弹性成像设备要求所研究结构与皮肤表面保持一定的最小距离（通常为 1～2 mm）。使用导声垫可满足此要求，因为体形较瘦的人可能无法满足这一最小距离，但尚未证实其结果的可靠性。

探头与组织之间的接触不良和耦合不良可能会阻碍脉冲的能量传播至组织中，从而导致剪切波的振幅偏低，进而影响剪切模量测量的准确性和色彩填充效果（图 1.27）。

1.6.6 强反射体如骨骼引起的混响回声会对剪切波弹性成像产生伪像（图 1.28）

对于某些肌腱结构（如跟腱或冈上肌腱或冈下肌腱）的硬度评估可能会受到相邻骨骼表面引起的混响伪像的影响。

目前，采用增强功率的新型探头可以有效减少这种伪像。

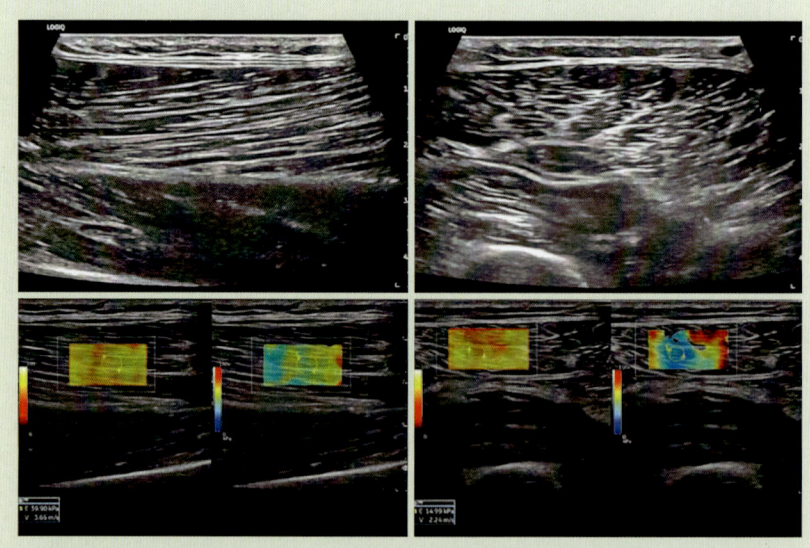

图 1.26 探头方位对剪切模量的影响，剪切波弹性成像的测值对探头压力和角度都非常敏感。肌肉和肌腱的各向异性决定了这些结构的弹性成像研究必须以非常规范化的方式进行。只有与纤维轴平行时，才能直接通过剪切波速度计算各向异性组织的力学特征

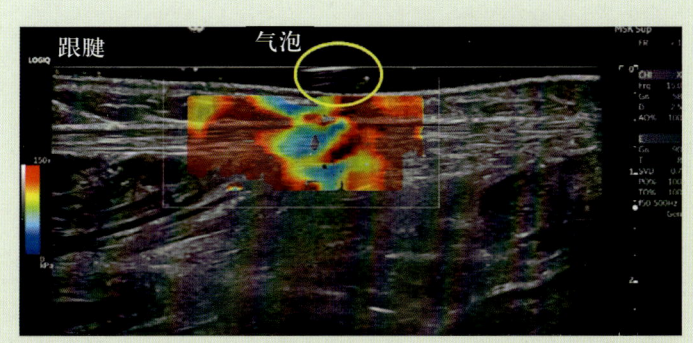

图 1.27　跟腱的剪切波弹性成像研究结果表明，探头和组织之间的耦合不良会阻碍脉冲的能量传播到组织中

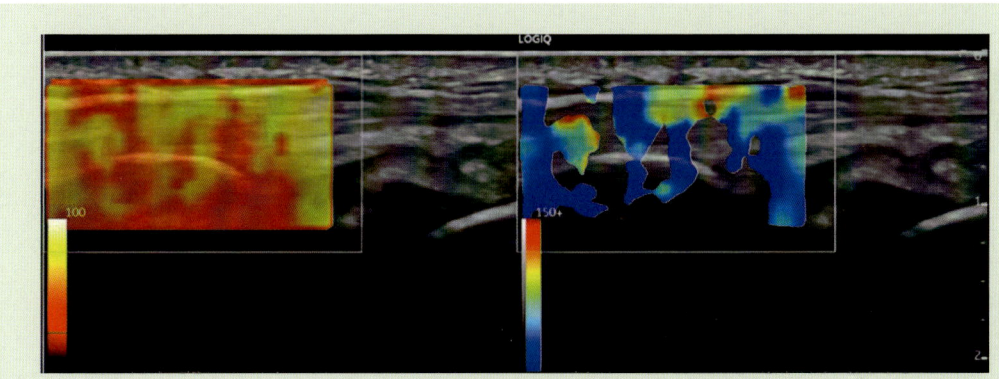

图 1.28　强反射体如骨骼产生的混响回声导致的伪像

（孙洋　薛恒　何琼　毋玉莲）

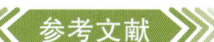

参考文献

第二章

皮肤及软组织良性病变

Fernando Alfageme Roldán

2.1 引言

自希波克拉底医学以来，触诊在患者的一般检查中发挥了重要的作用，因为它提供了关于组织物理特征的信息[1]。通常认为器官和组织失去弹性或硬度增加与炎症过程的预后较差有关，通常组织学上往往与纤维化有关。在肿瘤过程中，正常组织的弹性则会降低[2-3]。

因此，对组织的弹性或硬度进行评估有助于早期、无创地监测和治疗炎症和肿瘤过程[4]。

超声弹性成像是一种用超声波检测组织弹性变化的技术[5]。自20世纪末以来，弹性成像已广泛应用于各种疾病，包括乳腺、甲状腺和肝脏的肿瘤，以及这些器官的炎症过程[6]。

最近高频线阵超声探头的引入使该技术在肌肉、骨骼系统[6]及皮肤[7]等浅表组织超声上的应用成为可能。

值得注意的是，大多数皮肤弹性成像研究是基于小样本病例，并且以观察性为主，因此其科学可靠性有限。

尽管如此，这项技术仍有可能在B型超声和彩色多普勒检查基础上评估皮肤组织的特征，从而实现对皮肤进行多模态超声检查。

2.1.1 弹性成像：应变和剪切波的物理概念

当组织受到压力时，会发生形变并趋向于恢复其最初的形状（弹性）。组织对形变的抵抗能力称为刚度或硬度[8-9]。

应变这个术语描述了受压结构相对于周围组织的相对长度变化（图2.1）。

除了这种物理现象外，在组织中还会产生一系列垂直于压力波位移的波，称为剪切波[10]。通过测定剪切波的速度，可以间接提供关于组织硬度的定量信息。

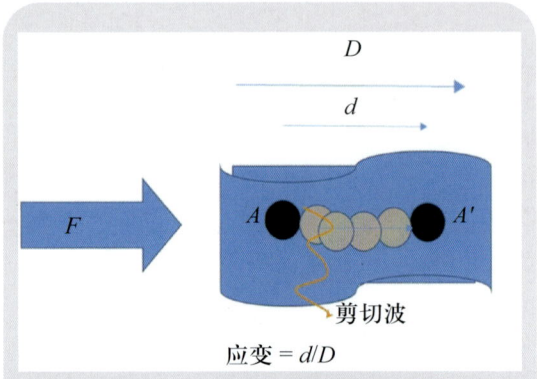

图2.1 当组织受到力F的压缩时，其粒子（A）会发生位移（A'）。被研究结构的位移（d）与初始总长度（D）之比称为应变。与该压力波垂直的粒子位移产生的波称为剪切波

2.1.2 弹性成像的类型及局限性

根据欧洲超声医学与生物学联合会（European Federation of Societies for Ultrasound in Medicine and Biology, EFSUMB）发布的弹性成像临床指南[11]，弹性成像有两种基本类型：应变弹性成像和剪切波弹性成像，前者用于评估组织形变，后者则描述剪切波的特征。

弹性成像也可以根据引起组织形变的物理力进行分类。这种力可以是机械的（手动或自动），也可以由一种称为声辐射力脉冲的超声波脉冲产生。每种弹性成像方法都提供了关于组织的刚度或硬度（在本文中两个术语可互换使用）的定性或定量信息。

半定量测量标尺通常以1~5的数字表示结构的硬度百分比，其中1表示最软，5表示最硬[11]。

另一种量化结构硬度的方法是将其与周围实质组织的硬度进行比较，这个比值被称为应变比[12]。

在测定剪切波位移速度的剪切波弹性成像中，测量是定量的，单位为 kPa 或 m/s[13]。

与剪切波弹性成像相比，应变弹性成像（尤其是手动变量）观察者之间和观察者内的变异性更大[11]。

然而，与传统超声技术一样，这些伪像也能提供关于被检查结构的信息[14]。

2.2 皮肤病学中的弹性成像：技术和特征

根据 EFSUMB 弹性成像临床指南[11]，对任何器官进行弹性成像时，应考虑以下建议。

（1）该结构应与探头保持距离不超过 4 cm。

（2）这个结构应该是尽可能均匀的。

（3）当施加压力时，结构在更深的平面上应保持无滑动。

（4）施加压力的表面应大于被检查的结构。

（5）不应存在影响压力传输的结构（如大血管）。

（6）受检结构应完全包含在感兴趣区内。

（7）应知晓压缩力的方向。

（8）应限制受检结构的数量。

在皮肤上应用弹性成像技术时，不宜在感兴趣区域使用过多耦合剂[11]。我们可以推断，皮肤是一个有特定应用条件的器官，可通过适当的技术和手段（如将高频线阵探头应用于皮肤及其附属器）进行弹性成像[15]。

2.3 正常皮肤及其附属器的弹性成像

根据所研究的皮肤层次不同，健康皮肤的硬度会有所差异，其中真皮层的硬度高于皮下脂肪组织（图 2.2）[16]。

在皮下脂肪组织中，脂肪分隔比脂肪小叶硬度更高。与周围的皮下组织相比，血管和周围神经并不具备高硬度[16]。对于指甲的弹性成像而言，甲板较甲床硬度更高（图 2.3）。

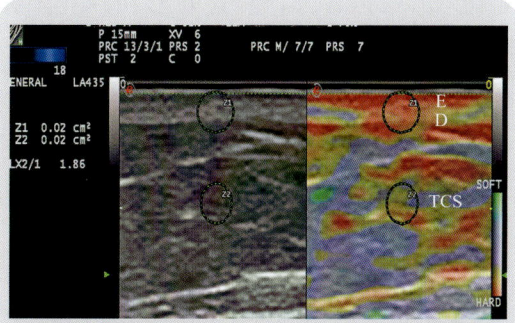

E：表皮；D：真皮；TCS：皮下脂肪组织。注意真皮层和脂肪的应变比为 1.86，表明真皮层比皮下脂肪组织更硬。

图 2.2 正常皮肤的应变弹性成像

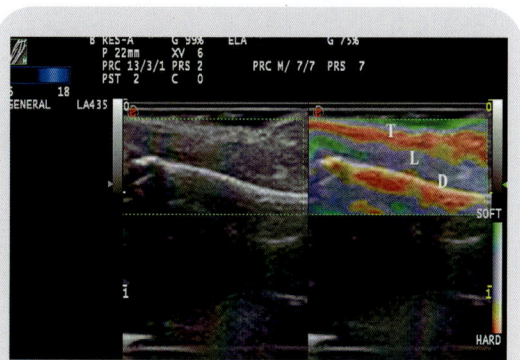

甲板（T）比甲床（L）硬，与远节指骨（D）相似。

图 2.3 指甲的应变弹性成像

2.4 良性皮肤肿瘤和颈部肿块

虽然良性皮肤肿瘤在 B 型超声中有可辨识的外观[17]，但在可疑病例中，弹性成像可以在鉴别诊断中发挥重要作用。

在 Bhatia 等[18]的研究中，对 52 个非淋巴结性颈部肿块进行了实时定性超声弹性成像技术评估。

随后，细胞学和组织学检查证实了这些病变的诊断。对病变进行半定量评估，评估标准为 0～3 分，其中 0 代表完全柔软，3 代表完全坚硬。

脂肪瘤的硬度低于其他类型的病变，其中大部分是囊肿、血管畸形和神经源性肿瘤（图 2.4）。

在一项扩展研究中[19]，应用剪切波弹性成像技术对颈部恶性和良性肿瘤进行评估。结果显示，恶性肿瘤的平均硬度为 226.4 kPa，明显高于良性肿瘤（28.3 kPa），并且这种差异具有统计学意义。

以 174.4 kPa 为临界值，鉴别良恶性肿瘤的敏感性为 83.3%，特异性为 97.5%。

研究者指出，常规超声能够准确诊断所有肿瘤，并且弹性成像也不会改变治疗方法。但是弹性成像技术对于缺乏颈部病变超声经验的操作者来说，能够帮助诊断。

Park 等[20]使用弹性成像技术来区分炎症的和未破裂的表皮样囊肿，后者的硬度高于前者（图 2.4b）。

2.5 恶性皮肤肿瘤

弹性成像显示，恶性皮肤肿瘤比周围组织更硬（图 2.5）。

Dasgeb 等[21]对 55 例患者进行了研究，共计 67 个上皮性肿瘤，其中包括 29 个恶性病变［17 个基底细胞癌（basal cell carcinoma，BCC），12 个鳞状细胞癌（squamous cell carcinoma，SCC）］，以及 38 个良性病变。在该研究中，所有恶性皮肤肿瘤的应变比均大于 3.9，而所有良性皮肤肿瘤的应变比均小于 3。

当应变比值在 3～3.9 时，诊断恶性病变的敏感性和特异性均为 100%。

弹性成像技术已被应用于黑色素瘤的研究。

在 Botar 等[22]的初步研究中，使用应变弹性成像和彩色多普勒超声对 39 例患者共 42 个黑色素瘤进行了血供情况评估。

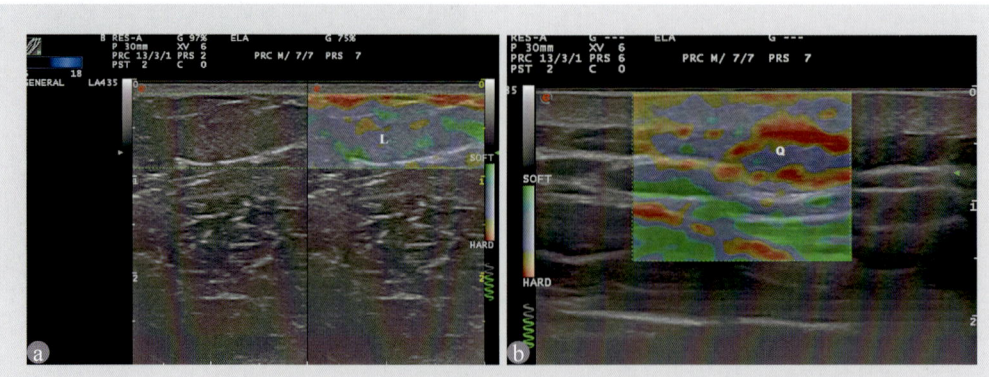

图 2.4　a.脂肪瘤（L）的应变弹性成像；b.囊肿（Q）的应变弹性成像

第二章 皮肤及软组织良性病变

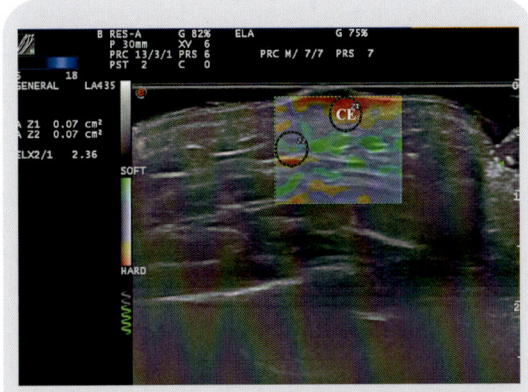

应变比为2.36，表示其硬度高于邻近的皮下组织。

图2.5 面颊部（CE）表皮样癌的应变弹性成像

在利用弹性成像评估基底细胞癌的生物学行为时，一些学者（如Liang等）指出，高风险的基底细胞癌相较于低风险者更硬[23]。我们小组也发表了一篇与非浸润性基底细胞癌相比，浸润性基底细胞癌边缘应变增加的文章[24]。

黑色素瘤新生血管与预后之间的相关性在文献中已众所周知[25]。这种相关性及病变的硬度可能成为黑色素瘤的一个预后因素[26]。

2.6 淋巴结肿大

对临床可疑病变患者进行淋巴结超声评估的目的在于非侵入性诊断恶性淋巴结[27-28]。

淋巴结具有弹性结构，其中皮质通常比被膜和淋巴门柔软（图2.6）。

为了评估淋巴结的硬度，可使用应变弹性成像根据硬度区域的比例将淋巴结分为4类或5类[28]。

良性肿大的淋巴结一般较柔软，而恶性淋巴结则较硬[29]。

然而，与转移性淋巴结相比，淋巴瘤的硬度较低，并且与炎症性淋巴结相似。因此，仅凭借弹性成像无法区分良性淋巴结和淋巴瘤[30]。

对于黑色素瘤而言，Hinz等[31]发现，弹性成像结合常规B型超声和彩色多普勒超声，可提高临床可疑肿大淋巴结中转移性病变的敏感性（图2.7），但特异性（76.2%）并未提高。类似的结果也在后续的研究（如Ogata等的研究[32]）中得到了验证（图2.7）。

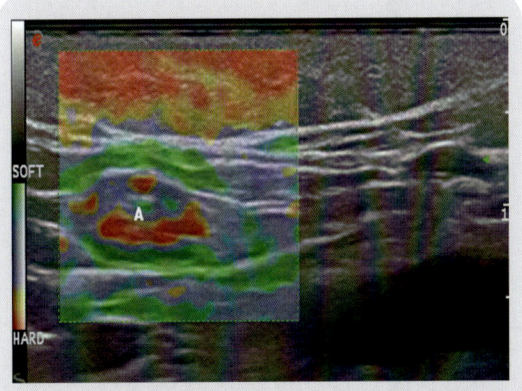

请注意，髓质比皮质硬。

图2.6 炎症性淋巴结（A）的应变弹性成像

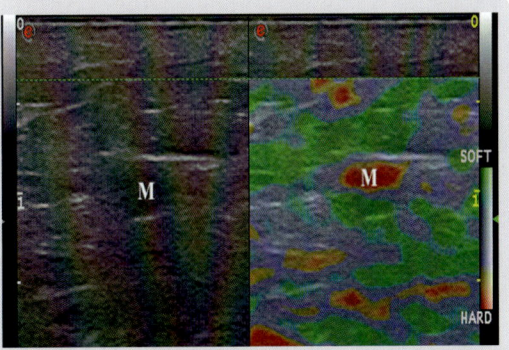

注意整个淋巴结十分硬，没有软的区域。

图2.7 黑色素瘤淋巴结转移（M）的应变弹性成像

2.7 弹性成像在炎症性皮肤疾病中的应用

炎症不仅会引起 B 型超声和多普勒超声检查中皮肤和附属器的声像图结构发生变化[33]，还会对其结构的硬度产生影响。

在 Gaspari 等[34]的研究中，对 50 例急诊行脓肿引流的患者进行 B 型超声和应变弹性成像检查。通过弹性成像技术，可以观察到 B 型超声无法显示的脓肿周围的质硬区域。

Cucos 等[35]对 16 个银屑病病灶进行了局部皮质类固醇治疗后，测量注射治疗对表皮和真皮厚度及弹性的影响。结果表明，治疗后表皮厚度减小，而真皮厚度略有增加，但病灶弹性无明显变化。尽管该项研究的患者数量较少，但结果似乎表明，应变弹性成像在反映银屑病病变治疗后改变的敏感性较低。

在最近的一篇文章中，Guazzaroni 等[36]使用剪切波弹性成像技术对 26 例患者进行了研究，发现对治疗存在反应的银屑病病灶硬度和血管化程度均有所降低。

Asil 等[37]发现，与对照组相比，银屑病指甲的应变程度增加。指甲应变程度的增加与甲银屑病严重程度指数（nail psoriasis severity index，NAPSI）评分呈正相关。

最近，Iznardo 等对弹性成像在化脓性汗腺炎窦道中的应用进行了研究，并将其作为评估这些结构纤维化程度的一种工具[38]。

在主要表现为累及皮肤或系统（硬斑病/系统性硬化病）的纤维化和硬化的疾病进程中，弹性成像技术得到了更广泛的应用。而在这些病变中，临床测量量表的敏感性和特异性存在较大限制（图 2.8）[39]。

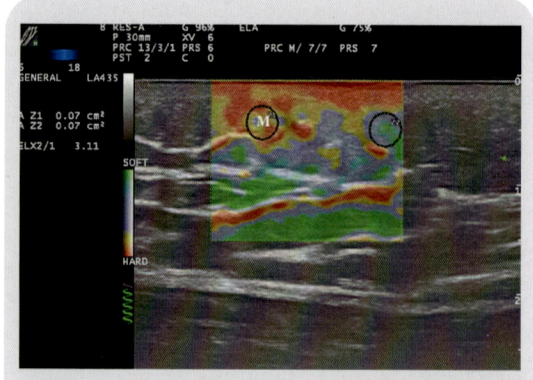

病灶中真皮 – 皮下界面相对于周围组织的硬度增加（应变比为 3.4）（译者注：图中显示的比值是 3.11）。

图 2.8 硬斑病（M）的弹性成像

在系统性硬化病方面，Iagnocco 等[39]的初步应变弹性成像研究表明，系统性硬化病患者的真皮硬度高于对照组。然而，在其他部位（如手指）该技术的可重复性较差，可能是由于病灶与指骨表面距离较近。

Di Geso 等[40]重复了这一研究，以确定应变弹性成像和 B 型超声测量之间的相关程度。其得出结论，弹性成像技术在评估系统性硬化病患者手指真皮层厚度时能够减少观察者间和观察者内的差异。

Tumsatan 等[41]比较了 29 例系统性硬化病患者和 29 例对照组，发现这些患者的皮肤硬度明显增加，这与临床触诊评分呈良好相关性。

2.8 弹性成像在其他皮肤疾病中的应用

在脱发领域，最近有一些研究小组开始探索使用剪切波弹性成像来评估瘢痕性脱发时的组织纤维化改变[41]，甚至对非遗传性脱发（如雄激素性脱发），通过早期检测真皮和皮下组织的硬度降低及厚度减少的变化，预测这种脱发模式的可能性[42]。

2.9 临床应用

表 2.1 总结了不同临床条件下的研究结果。

2.10 总结与展望

弹性成像在皮肤科领域是一种新兴的技术，在评估皮肤及其附属器的物理学特性方面具有巨大的潜力。各种弹性成像技术为评估皮肤组织提供了补充和协同的信息。皮肤科医师可以考虑在哪些情况下使用弹性成像技术来获取补充信息，从而提高医疗质量。

表 2.1 不同临床条件下的研究结果总结

在皮肤超声中的应用	剪切波和应变弹性成像的发现	参考文献
良性肿瘤：囊肿，脂肪瘤	良性病变通常比恶性病变质软（SW）（SE）	Bhatia等[18]
基底细胞癌	基底细胞癌质硬，侵袭性越强的基底细胞癌质地硬度越高（SW）（SE）	Liang等[23] Alfageme等[24]
黑色素瘤	黑色素瘤比良性黑色素细胞来源的病变硬度高（SE）	Hinz等[26]
银屑病	银屑病病灶比周围皮肤硬度高（SW）	Guazzaroni等[36]
化脓性汗腺炎	窦道比周围组织硬度高（SW）	Iznardo等[38]
系统性硬化病	系统性硬化病/硬斑病患者的硬化皮肤硬度高（SE）（SW）	Iagnocco等[39] Di Geso等[40]

注：SW，剪切波；SE，应变弹性成像。

（孟颖　杨诗源　刘畅　林卓华）

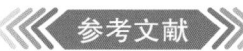

第三章

软组织恶性病变

Mesut Ozturk,Ahmet Peker,
Enes Gurun,Ahmet Veysel Polat

3.1 引言

良恶性软组织肿瘤的影像学鉴别是决定临床管理和选择最佳手术方案的关键。多数软组织肿瘤是良性的,但在初诊时当作恶性被切除,因此,术前行多种影像学检查以达到初步判断肿瘤良恶性的目的[1-2]。影像学诊断方法包括 X 线检查、超声、计算机断层扫描（computed tomography，CT）、磁共振成像（magnetic resonance imaging，MRI）和正电子发射计算机断层扫描（positron emission tomography，PET）[3-7]。在这些方法中,超声具有分辨率高、无辐射、无禁忌证、费用低、在多数医疗机构可以普及等优势,并且可以在检查时与患者一对一直接接触交流来获取临床病史信息[8]。

弹性成像是一种基于超声的影像学方法,在超声检查过程中可以同时获取组织的弹性特征。在各种器官或系统疾病中,超声和弹性成像的诊断都具有有效性[9-16]。目前,已有大量文献探讨了超声和弹性成像在鉴别良恶性软组织肿瘤方面的价值[17-26]。本章将讨论恶性软组织肿瘤的超声和弹性成像特征,并评估其在良恶性软组织肿瘤鉴别诊断中的价值,同时对目前与该专题相关的文献进行总结。

3.2 软组织肿瘤的超声表现

超声是软组织肿瘤首选的影像学检查方法[27]。根据美国放射学会（American College of Radiology，ACR）标准,对于表浅的或可触及的软组织肿块,超声作为初步的影像学检查方法是恰当的。在无法做出明确诊断的情况下,MRI 为下一步可选的影像学检查[27]。超声是一种有效的检查方法,特别适用于直径＜5 cm 且位于浅筋膜的肿瘤。据报道,MRI 对评估位于深部的较大软组织肿瘤更有效[28-29]。超声能非常有效地评估病变内部的结构,特别是区分囊性和实性病变。

在进行软组织肿瘤超声检查时,在完整显示肿瘤的情况下,应尽量选择最高频率的探头。特别是对于面部、手指和指甲的病变,曲棍球式高频超声探头可能更有用。对于体积较大且位置较深的病变,可选择低频凸阵探头。在软组织肿瘤的超声检查中,应报告病变的层次、相对于筋膜的位置（浅或深筋膜）、大小（3 个径线）、内部结构（回声特征、囊性或实性、有无坏死及钙化）、血供是否存在及其类型、形态学特征（形状和边缘）,以及周围软组织的表现[2,30-32]。

软组织肿瘤可位于浅筋膜浅层的皮肤和皮下软组织层,也可深入到浅筋膜深层。据报道,位于筋膜深层的病变与恶性肿瘤相关[21,23,26,33-34]。

据文献报道,当软组织肿瘤直径＞5 cm 时,其恶性的可能性更高[18-19,21,29,35]。

然而,恶性软组织肿瘤也可位于筋膜浅层,肿瘤直径也可能＜5 cm。对于有快速生长病史的实性肿块,应经常怀疑其为恶性的可能[36]。

彩色多普勒超声成像在无须使用造影剂的情况下,能够提供肿瘤内部的血供信息。Giovagnoria 等[37]对软组织肿瘤的彩色多普勒超声特征进行了研究,并提出了一种分类系统。该系统将软组织肿瘤分为 4 种类型：Ⅰ 型为无血管型；Ⅱ 型为单极周边血管型；Ⅲ 型为边缘血管型；Ⅳ 型为病变存在中央血管。该分类方法在诊断恶性软组织肿瘤中的敏感性和特异性分别为

70%~90% 和 75%~100%（图 3.1）[21,37]。

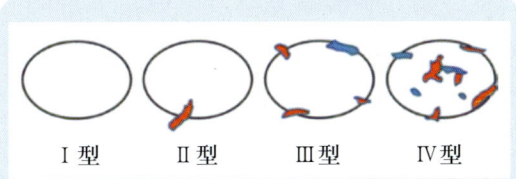

Ⅰ型为无血管型；Ⅱ型为单极周边血管型；Ⅲ型为边缘血管型；Ⅳ型为病变存在中央血管。

图 3.1　Giovagnoria 彩色多普勒超声分类系统

其他支持病变为恶性的超声特征还包括肿瘤与筋膜之间呈钝角，纵横比＞1，形态呈分叶状，边缘模糊或不规则，回声不均匀（内部伴有囊变、坏死、出血），病灶周围组织存在水肿[38]。

3.3　软组织肿瘤的弹性成像获取技术

多年来，触诊一直是医学上的主要检查方法之一，且至今仍是体格检查的重要组成部分。然而，触诊是一种主观评估方法且存在局限性。为了克服这些缺陷，弹性成像尝试应用无创的方法对组织的力学特性进行评估。根据施加于组织的力源不同，超声弹性成像可分为两种类型：应变弹性成像和剪切波弹性成像[39]。

3.3.1　应变弹性成像

应变弹性成像是操作者对组织施加一个压力，该压力会导致组织发生位移或应变[9,40]。组织越硬，其应变越小；组织越软，则应变越大。超声探头通过重复施加压力于组织上，并将其位移编码为叠加在 B 型超声图像上的彩色弹性图[41]。弹性图中红色代表较高的应变（质地较软），蓝色代表较低的应变（质地较硬），绿色则代表质地中等。恶性肿瘤通常比良性肿瘤质硬，因此它们含有更多的蓝色区域[24]。根据弹性成像彩色图中红、绿、蓝区域的数量，将病变的应变弹性成像视觉模式分为 4 类[17,22,42]。在该分类系统中，1 分表示肿瘤感兴趣区中主要呈红色到绿色，并有少量蓝色；2 分表示肿瘤感兴趣区中绿色多于蓝色；3 分表示肿瘤感兴趣区中蓝色多于绿色；4 分表示肿瘤感兴趣区中以蓝色为主，并有少量绿色（图 3.2）。该分类系统诊断恶性肿瘤的敏感性、特异性、阳性预测值（positive predictive value，PPV）和阴性预测值（negative predictive value，NPV）分别为 100%、51.6%、51.6% 和 100%[24]。一些研究者采用 Itoh 等[17,20,43-44] 提出的 5 分视觉评分系统。根据该系统，1 分表示整个肿瘤呈绿色；2 分表示肿瘤呈绿色和蓝色镶嵌；3 分表示肿瘤中央为蓝色而外周为绿色；4 分表示整个肿瘤呈蓝色；5 分表示整个肿瘤及其周围组织呈蓝色（图 3.3）。根据此标准，1~3 分提示良性病变，4~5 分提示恶性病变。该系统诊断恶性肿瘤的敏感性和特异性分别为 56% 和 57%[44]。

有时在肿瘤的某些区域无法获得弹性彩色编码图，这种情况被称为"黑洞征"。"黑洞征"可能与伪像或恶性肿瘤相关[45-46]。由于浸润性生长，恶性肿瘤周围可能会出现明显的促结缔组织增生反应，导致肿瘤周围被坚硬的组织包围。这种促结缔组织增生反应在弹性图中以蓝色编码，并称之为"蓝环征"[43,47]。

由于组织弹性图是非线性的，施加的压力过重或过轻都会对应变弹性成像弹性图产生影响。因此，应变弹性成像具有一定的操作者依赖性。此外，大多数应变弹性成像评分系统并未提供客观数值，而是

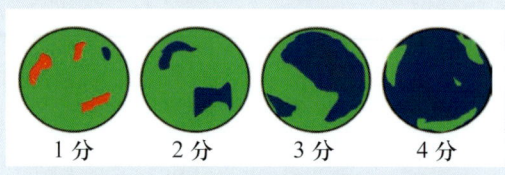

图3.2　4分应变弹性成像彩色图谱评分系统说明

1分：肿瘤感兴趣区中主要呈红色到绿色，并有少量蓝色；2分：肿瘤感兴趣区中绿色多于蓝色；3分：肿瘤感兴趣区中蓝色多于绿色；4分：肿瘤感兴趣区中以蓝色为主，并有少量绿色。

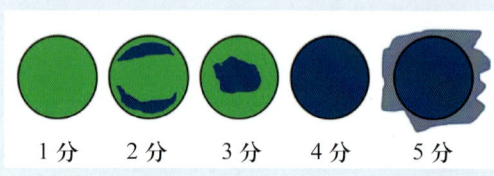

图3.3　5分应变弹性成像彩色图谱评分系统说明

1分：整个肿瘤呈绿色；2分：肿瘤呈绿色和蓝色镶嵌；3分：肿瘤中央为蓝色，外周为绿色；4分：整个肿瘤呈蓝色；5分：整个肿瘤及其周围组织呈蓝色。

通过与相邻组织的弹性比值来评估被检查组织的弹性[9,40-41]。同时，部分病变附近可能存在质硬组织，导致病变不易被压缩，并且在被检查组织中可能无法产生应变现象，这种情况被称为"蛋壳效应"[30,48]。

在应变弹性成像中，邻近脂肪组织与病变应变的比值被称为应变比。Hahn等[17]、Riishede等[20]和Li等[24]的研究中指出，良恶性软组织肿瘤在应变比方面存在显著差异。根据Li等所述，在应变比截断值为2.29时，良恶性鉴别诊断的敏感性、特异性、阳性预测值和阴性预测值分别为93.8%、80.5%、65.2%和97.1%[24]。然而Cohen等[44]和Dou等[22]报道称，良恶性软组织肿瘤在应变比方面无明显差异。

3.3.2　剪切波弹性成像

在剪切波弹性成像中，施加于组织的机械压力由探头产生的声辐射力提供[9,21]。因此，剪切波弹性成像更客观并具有可重复性。剪切波弹性成像可以测量组织的绝对弹性值，并以m/s为单位的剪切波速度，或以kPa为单位的剪切模量表示。

研究报道了剪切波速度测量在区分良恶性肿瘤方面的不同价值。Li等[33]和Ohshika等[23]的研究表明剪切波速度测量能够区分软组织肿瘤的良恶性，然而其他研究发现，剪切波速度测量值在良恶性肿瘤之间并没有显著差异[18-19,21,26,34]。

在进行剪切波弹性成像检查时，应选取肿瘤的实性和富血供区域[8]。与应变弹性成像一样，剪切波弹性成像同样可以获得弹性图，其中红色代表质硬区，蓝色代表质软区。由于大多数软组织肉瘤具有多样化的组织病理学特征，如坏死、出血和钙化，因此，在同一病变中通常同时存在红色和蓝色信号。剪切波弹性成像视觉评分系统的敏感性、特异性、阳性预测值和阴性预测值分别为61.9%、90%、68.4%和87.1%[33]。

3.4　超声及超声弹性成像在评估恶性软组织肿瘤方面的临床应用及文献回顾

软组织肿瘤由起源于间充质或神经外胚层的各类细胞构成，根据其起源的组织具有多种亚型[49]。在成年患者中，最常见的恶性软组织肿瘤是多形性肉瘤和脂肪肉瘤[8,50]。而在儿童中，最常见的恶性软组织肿瘤则是横纹肌肉瘤[51]。

目前已有许多关于超声弹性成像在软组织肿瘤诊断方面价值评估的研究报道[17-24,26,33-34,42,44]。这些研究呈现了不同的结果（表3.1）。

表 3.1 超声及超声弹性成像在良恶性软组织肿瘤诊断价值方面的文献研究

研究	恶性STT/总STT例数	恶性STT的组织病理学诊断	采用的弹性成像技术	弹性成像结果	超声评估	超声评估结果
Park等[42]	28/103 (27.2%)	·淋巴瘤（n=5） ·转移性淋巴结（n=4） ·恶性黑色素瘤（n=4） ·软组织转移瘤（n=3） ·黏液纤维肉瘤（n=3） ·卡波西肉瘤（n=2） ·未分化多形性肉瘤（n=2） ·恶性周围神经鞘瘤（n=1） ·梅克尔细胞癌（n=1） ·滑膜肉瘤（n=1） ·鳞状细胞癌（n=1） ·基底细胞癌（n=1）	·SE; VGS	82%的恶性肿瘤和46%的良性肿瘤评分为3分和4分，$P=0.001$	·病变大小 ·边缘不规则 ·形状 ·回声	·恶性病变明显大于良性病变（$P=0.005$） ·低回声-混合回声与恶性肿瘤的恶性显著相关（恶性肿瘤100% vs. 良性肿瘤68%，$P=0.006$） ·边缘和形状与肿瘤的恶性无相关性（$P=0.092$和$P=0.887$）
Li等[33]	21/81 (25.9%)	·转移瘤（n=2） ·黏液样脂肪肉瘤（n=3） ·丛状纤维组织细胞瘤（n=1） ·黏液纤维肉瘤（n=2） ·滑膜肌肉瘤（n=1） ·横纹肌肉瘤（n=4） ·梭形细胞肉瘤（n=2） ·淋巴瘤（n=1） ·孤立性纤维瘤（n=2） ·恶性间叶瘤（n=2） ·未分化肉瘤（n=2）	·SWE; E_{max}, E_{mean}, E_{min}, E_{sd} ·SWE; VGS	SWE测量，良性 vs. 恶性： ·E_{max}: 3.8 vs. 5.76，$P<0.001$ ·E_{mean}: 2.40 vs. 3.20，$P<0.001$ ·E_{min}: 1.40 vs. 0.50，$P<0.001$ ·E_{sd}: 0.42 vs. 0.88，$P<0.001$ SWE VGS，良性 vs. 恶性： ·评分为3分和4分在恶性肿瘤中占61.9%，在良性肿瘤中占10%，$P<0.001$	·深度 ·边缘 ·回声 ·血供	·位置深在与恶性肿瘤显著相关（恶性肿瘤66.7% vs. 良性肿瘤38.3%，$P=0.041$） ·边缘浸润与恶性肿瘤显著相关（恶性肿瘤42.9% vs. 良性肿瘤10%，$P=0.002$） ·低回声表现与恶性肿瘤相关（恶性肿瘤100% vs. 良性肿瘤63.3%，$P=0.002$） ·无序杂乱的血流信号与恶性肿瘤相关（恶性肿瘤61.9% vs. 良性肿瘤41.7%，$P=0.024$）

续表

研究	恶性STT/总STT例数	恶性STT的组织病理学诊断	采用的弹性成像技术	弹性成像结果	超声评估	超声评估结果
Pass等[18]	39/105 (37.1%)	NA	SWE；纵向SWV，横向SWV	· 良恶性肿瘤的SWV值差异无统计学意义	· 回声 · 结构 · 血供 · 深度 · B型超声下主观分类	· 低回声或混合回声与恶性肿瘤显著相关（恶性肿瘤97.7% vs. 良性肿瘤86.9%，$P=0.025$） · 血供分布紊乱与恶性肿瘤显著相关（恶性肿瘤56.8% vs. 良性肿瘤19.7%，$P=0.004$） · 肿块质地和深度与恶性肿瘤无关（$P=0.777$和$P=0.883$） · B型超声主观分类的敏感性为76.9%，特异性为78.8%
Pass等[19]	15/50 (30%)	· 肉瘤（$n=10$） · 转移瘤（$n=5$）	SWE；纵向SWV，横向SWV	· 良恶性肿瘤的纵向和横向的SWV测量值差异无统计学意义（$P=0.095$和$P=0.413$）	· 超声阅片共识	· 超声共识敏感性为73.3%，特异性为77.1%
Dou等[22]	36/83 (43.4%)	· 转移瘤（$n=5$） · 脂肪肉瘤（$n=4$） · 平滑肌肉瘤（$n=3$） · 淋巴瘤（$n=3$） · 滑膜肉瘤（$n=3$） · 黑色素瘤（$n=2$） · 脂肪肉瘤（$n=5$） · 恶性神经鞘瘤（$n=2$） · 横纹肌肉瘤（$n=2$） · 恶性巨细胞瘤（$n=1$） · 多形性肉瘤（$n=1$） · 鳞状细胞癌（$n=1$） · 侵袭性纤维瘤病（$n=1$）	· SE，应变比 · SE，弹性评分	· 良恶性肿瘤的平均应变比没有显著差异（1.99 vs. 2.33，$P=0.517$） · 良恶性肿瘤弹性成像平均分有显著差异（2.36 vs. 2.81，$P=0.011$）	· 最大径 · 回声 · 尾征 · 囊性成分 · 多普勒评分 · 深度 · 不均质性 · 边缘 · 弹性成像大小与二维超声大小比	· 位于浅表的肿瘤中良性更常见（34% vs. 5.6%，$P=0.003$） · 恶性肿瘤中不均质回声比良性肿瘤中常见（94.4% vs. 74.5%，$P=0.016$） · 恶性肿瘤中不规则边缘多于良性肿瘤（76.9% vs. 19.1%，$P<0.001$） · 恶性肿瘤中弹性成像大小/二维超声大小>1比良性肿瘤常见（86.1% vs. 29.8%，$P<0.001$）

续表

研究	恶性STT/总STT例数	恶性STT的组织病理学诊断	采用的弹性成像技术	弹性成像结果	超声评估	超声评估结果
Riishede等[20]	19/61 (31.1%)	・脂肪肉瘤（$n=4$） ・未分化肉瘤（$n=2$） ・Ⅲ级肉瘤（$n=1$） ・软骨肉瘤（$n=1$） ・骨肉瘤（$n=1$） ・黏液纤维肉瘤（$n=1$） ・转移瘤（$n=5$） ・淋巴瘤（$n=4$）	・SE，应变比 ・SE，视觉评分 ・SE，应变直方图	・良恶性病变平均应变比差异有统计学意义（1.35 vs. 1.94, $P=0.043$） ・良恶性病变平均视觉评分无明显差异（$P=0.414$） ・良恶性病变平均应变直方图无明显差异（$P=0.317$）	NA	
Ozturk等[21]	37/109 (33.9%)	・转移瘤（$n=7$） ・黏液纤维肉瘤（$n=6$） ・滑膜肉瘤（$n=3$） ・血管肉瘤（$n=2$） ・平滑肌肉瘤（$n=2$） ・淋巴瘤（$n=2$） ・恶性神经肿瘤（$n=2$） ・横纹肌肉瘤（$n=2$） ・未分化多形细胞肉瘤（$n=2$） ・未分化肉瘤（$n=2$） ・未分化多形性肉瘤（$n=2$） ・脂肪肉瘤（$n=2$） ・上皮样肉瘤（$n=1$） ・纤维肉瘤（$n=1$） ・未分化上皮样肉瘤（$n=1$）	・SWE，SWV$_{mean}$ ・SWE，SWV$_{max}$	・良恶性病变的SWV$_{mean}$中位数无显著差异（2.68 vs. 2.87, $P=0.271$） ・良恶性病变的SWV$_{max}$中位数无显著差异（3.05 vs. 3.30, $P=0.402$）	・超声共识 ・病变大小 ・位置 ・回声 ・结构 ・囊性成分 ・边缘 ・多普勒	・超声共识的敏感性和特异性分别为91.9%和72.2% ・良恶性病变大小有显著差异（最大径7.5 cm vs. 4.1 cm，$P<0.001$） ・位置较深在恶性病变中更为常见（86.5% vs. 52.8%, $P=0.001$） ・低回声在恶性病变中更常见（89.2% vs. 62.5%, $P=0.003$） ・囊性成分在恶性病变中更常见（54.1% vs. 29.2%, $P=0.011$） ・边缘不清在恶性病变中更常见（89.2% vs. 58.3%, $P=0.001$） ・3型和4型多普勒血流模式在恶性病变中更常见（70.3% vs. 25%，$P<0.001$）

续表

研究	恶性STT/总STT例数	恶性STT的组织病理学诊断	采用的弹性成像技术	弹性成像结果	超声评估	超声评估结果
Winn等[26]	61/148 (41.2%)	・黏液纤维肉瘤（$n=12$） ・多形性肉瘤（$n=8$） ・脂肪肉瘤（$n=9$） ・平滑肌肉瘤（$n=3$） ・滑膜肉瘤（$n=3$） ・梭形细胞肉瘤（$n=3$） ・恶性神经肿瘤（$n=1$） ・未分化肉瘤（$n=1$） ・尤因肉瘤（$n=1$） ・软骨肉瘤（$n=7$） ・转移瘤（$n=7$） ・淋巴瘤（$n=3$） ・恶性黑色素瘤（$n=3$） ・梅克尔细胞癌（$n=3$）	・SWE、SWV	・与良性肿瘤相比，恶性肿瘤的SWV较慢，但差异无统计学意义（4.36 m/s vs. 3.73 m/s, $P=0.06$）	・病变大小 ・深度 ・回声 ・边缘 ・血供 ・后方回声增强	・恶性病变的大小明显大于良性病变（79.3 mL vs. 19.6 mL, $P=0.001$） ・良恶性病变深度无明显差异（7.7 mm vs. 6.3 mm, $P=0.2$） ・良恶性病变的切缘无明显差异 ・恶性病变比良性病变血供丰富（$P<0.001$） ・后方回声增强在良恶性之间没有明显差异
Ohshika等[23]	47/167 (28.1%)	・黏液纤维肉瘤（$n=14$） ・脂肪肉瘤（$n=7$） ・未分化多形性肉瘤（$n=4$） ・软组织肌转移瘤（$n=4$） ・横纹肌肉瘤（$n=3$） ・平滑肌肉瘤（$n=3$） ・骨外黏液样软骨肉瘤（$n=2$） ・骨外骨肉瘤（$n=2$） ・滑膜肉瘤（$n=2$） ・高级别肉瘤（$n=2$） ・恶性淋巴瘤（$n=2$） ・低度恶性纤维黏液样肉瘤（$n=1$） ・透明细胞肉瘤（$n=1$）	・SWE、SWV_{max}	恶性病变SWV_{max}中位数（8.3）、与交界性病变（7）和良性病变（6.1）不同（$P<0.05$）	・病变大小 ・深度	・交界性组中位肿瘤大小（7.8 cm）和恶性组（8.0 cm）明显大于良性组（5 cm）（$P<0.001$）；但交界性组和恶性组之间差异无明显统计学意义（$P=0.109$） ・位置较深的病变在交界性组和恶性组的比例较良性组高（$P=0.005$）

续表

研究	恶性STT/总STT例数	恶性STT的组织病理学诊断	采用的弹性成像技术	弹性成像结果	超声评估	超声评估结果
Tavare等[34]	79/206 (38.3%)	·脂肪肉瘤（n=22） ·梭形细胞肉瘤（n=11） ·转移瘤（n=9） ·淋巴瘤（n=7） ·恶性神经肿瘤（n=5） ·平滑肌肉瘤（n=4） ·隆突性皮肤纤维肉瘤（n=2） ·黏液样纤维肉瘤（n=2） ·肺泡软组织肉瘤（n=1） ·尤因肉瘤（n=1） ·纤维肉瘤（n=1） ·黏液炎性纤维成纤维细胞肉瘤（n=1） ·滑膜肉瘤（n=2） ·浸润性导管癌（n=1） ·浆细胞瘤（n=1） ·梅克尔细胞瘤（n=3） ·孤立性纤维性肿瘤（n=1） ·侵袭性纤维瘤病（n=1）	·SWE, SWV	·良恶性病变的平均SWV无明显差异（2.31 vs. 2.23, $P=0.54$） ·超声分类为良性的病变或可能良性的病变SWV具有良好的诊断准确性 ·SWV对恶性病变的诊断没有提供实质性的信息	·B型超声的视觉评估 ·病变大小 ·不均匀性 ·是否坏死 ·回声 ·多普勒 ·位置	·B型超声视觉评价的敏感性和特异性分别为80.6%和80.3% ·恶性病变体积（94.7 mL）明显大于良性病变（30.1 mL，$P<0.001$） ·恶性病变中坏死更常见（41% vs. 17%, $P<0.001$） ·恶性病变中低回声更常见（61% vs. 43%, $P=0.02$） ·恶性病变中杂乱、无序血流更常见（71% vs. 24%, $P<0.001$） ·恶性病变中病社位置多样更常见（14% vs. 1%, $P=0.002$）
Hahn等[17]	33/73 (45.2%)	·转移瘤（n=18） ·淋巴瘤（n=4） ·恶性黑色素瘤（n=4） ·恶性神经肿瘤（n=1） ·浆细胞瘤（n=1） ·软骨肉瘤（n=1） ·黏液样脂肪肉瘤（n=1） ·血管肉瘤（n=1） ·尤因肉瘤（n=1） ·骨外骨肉瘤（n=1）	·SE, 5分法视觉弹性评分 ·SE, 应变比	·良恶性肿瘤的弹性评分和应变比有显著差异（$P=0.048$和$P=0.003$）	NA	

39

续表

研究	恶性STT/总STT例数	恶性STT的组织病理学诊断	采用的弹性成像技术	弹性成像结果	超声评估	超声评估结果
Li等[24]	17/61（27.9%）	・转移癌（n=10） ・淋巴瘤（n=3） ・恶性黑色素瘤（n=2） ・脂肪肉瘤（n=1） ・骨髓瘤（n=1）	・SE、应变比 ・SE、视觉评分	・良恶性肿瘤平均应变比有显著差异（1.8 vs. 5.42，P<0.001） ・良恶性肿瘤平均弹性评分有显著差异（2.03 vs. 3.13，P<0.001）	NA	
Cohen等[44]	56/137（40.9%）	・肉瘤（n=30） ・转移瘤（n=12） ・淋巴瘤（n=11） ・胃肠道间质瘤（n=1） ・多发性骨髓瘤（n=1） ・恶性孤立性纤维性肿瘤（n=1）	・SE、应变比 ・SE、视觉评分	・良恶性肿瘤的平均应变比差异无统计学意义（2.30 vs. 2.66，P=0.30） ・良恶性肿瘤平均弹性评分有显著差异（3.16 vs. 3.49，P=0.043）	・病变大小	・恶性病变的大小明显大于良性病变（6.55 cm vs. 5.5 cm，P=0.007）

注：STT，软组织肿瘤；SE，应变弹性成像；SWE，剪切波弹性成像；SWV，剪切波速度；VGS，视觉评分系统；NA，不适用。

Park 等[42]用超声和应变弹性成像评估了 103 例软组织肿瘤，其中 28 例为恶性肿瘤。应变弹性成像评估基于从 1 分（质软，高弹性）到 4 分（质硬，低弹性）的视觉分析。超声评估肿瘤特征包括大小、边缘不规则、形状和回声。研究者报道，恶性肿瘤的应变弹性成像评分显著高于良性肿瘤（$P=0.001$）。82% 的恶性肿瘤应变弹性成像得分为 3 或 4，而 46% 的良性肿瘤得分为 3 或 4。在他们的研究中发现，恶性肿瘤的径线明显大于良性肿瘤（$P=0.005$）。此外，回声特征与恶性诊断之间存在显著相关性，并且混合回声在恶性肿瘤中的出现率明显较高。

Li 等[33]对 81 例经组织病理学证实的软组织肿瘤进行了超声和剪切波弹性成像评估，其中 21 例（25.9%）为恶性。在该研究中发现，肿瘤较大和位置较深与病理恶性显著相关。此外，边缘浸润、低回声和杂乱的能量多普勒（power Doppler，PD）血流信号也与病理恶性显著相关。多变量分析结果显示，边缘浸润和病变大小是预测恶性肿瘤最强有力的因子，其比值比（odds ratio，OR）分别为 4.470 和 1.046。另外，在剪切波弹性成像测量中 E_{max}、E_{mean}、E_{min} 及 E_{sd} 在良性和恶性病变之间存在统计学差异。尤其是 E_{sd} 被认为是预测恶性肿瘤最强有力的因子之一，其比值比为 9.047。

Pass 等[18]对 105 例软组织肿瘤进行了灰阶超声特征评估，并探讨了剪切波弹性成像在良恶性肿瘤鉴别中的作用。结论显示，良恶性肿瘤在回声特征和彩色多普勒表现上存在差异，而肿瘤的质地和深度与恶性无关；此外，肿瘤较大和患者高龄与恶性相关。然而，剪切波弹性成像在组织学鉴别方面并没有价值。尽管恶性病变的剪切波速度值（2.57 m/s）低于良性病变（2.94 m/s），但两者之间差异无统计学意义。根据超声专家讨论达成共识后诊断病变的敏感性为 76.9%，特异性为 78.8%。研究者还进行了复杂的统计分析，将剪切波速度测量增加到超声分类中，以评估剪切波弹性成像是否可提高诊断的准确性，然而结论是否定的。

在另一项研究中，Pass 等[19]应用具有声触诊定量（virtual touch quantification，VTQ）功能的剪切波弹性成像技术检查了 50 例软组织肿瘤。研究结果显示，在纵向和横向剪切波速度测量值方面，良恶性病变之间没有显著差异（$P=0.095$ 和 $P=0.413$）。此外，研究者还对这些病变的超声特征进行了评估，包括回声、内部结构、大小、血管分布和病变位置。根据超声特征分析发现，与良性病变相比，恶性病变通常呈现更大的肿瘤体积（比良性病变大 4 倍），高回声率较高（恶性病变 26.7% vs. 良性病变 5.7%）且回声不均匀更为多见（恶性病变 46.7% vs. 良性病变 22.9%）。在该研究中，两名医师讨论达成共识后诊断病变的敏感性为 73.3%，特异性为 77.1%。

Hahn 等[17]对 73 例软组织肿瘤进行了应变弹性成像研究，其中包括 40 例良性和 33 例恶性病变。该研究发现恶性病变的应变比（0.49±0.45）明显低于良性病变（1.03±0.93，$P=0.003$）。研究者评估了视觉弹性评分，结果显示良性和恶性肿瘤的平均弹性评分分别为 3.08±1.44 和 3.76±0.97，两者存在显著差异（$P=0.048$）。

该研究还比较了弹性评分和应变比诊断的准确性，两种测量结果无显著差异（$P=0.304$）。

Riishede 等[20]采用应变弹性成像技术检测了 61 个软组织肿瘤，其中 19 个为恶性肿瘤。良恶性肿瘤的平均应变比存在显著差异（1.35 vs. 1.94，$P=0.043$）。比较视觉评分和应变直方图结果发现，良恶性肿瘤之间无显著差异（$P=0.414$ 和 $P=0.317$）。研究者从研究队列中排除了含有脂肪的良性（脂肪瘤）和恶性（脂肪肉瘤）肿瘤，并重新进行了统计学分析。在第二次分析中，良恶性病变的平均应变比仍存在显著差异，且 P 值更低（1.33 vs. 2.13，$P=0.014$）。而在视觉评分和应变直方图方面，良恶性病变之间则无统计学差异（$P=0.352$ 和 $P=0.359$）。

Li 等[24]对 61 例浅表肿瘤患者进行了评估，其中 44 例为良性肿瘤，17 例为恶性肿瘤。研究结果显示，恶性肿瘤的应变比值（恶性肿瘤 5.42 vs. 良性肿瘤 1.8）和弹性评分（恶性肿瘤 3.13 vs. 良性肿瘤 2.03）更高（$P<0.001$）。以应变比 > 2.3 为最佳阈值时，其诊断恶性肿瘤的敏感性和特异性分别为 93.8% 和 80.5%。以弹性评分 ≥ 3 为最佳阈值时，其诊断恶性肿瘤的敏感性和特异性分别为 100% 和 52%。此外，这两种技术在诊断能力上无显著差异（$P>0.05$）。

Cohen 等[44]采用应变弹性成像评估了 137 个病变（81 个良性，56 个恶性）。在该研究中，采用 Tsukuba 弹性评分进行弹性评估，良恶性病变的评分结果分别为 3.16 和 3.49，差异具有统计学意义（$P=0.043$），而良恶性病变的平均应变比无显著差异（2.30 vs. 2.66，$P=0.30$）。此研究还包括 32 例含脂肪的良性肿瘤和 5 例含脂肪的恶性肿瘤。然而，在进行第二次统计学分析时，这些病例被从队列研究中排除。第二次分析得出良恶性病变的平均 Tsukuba 弹性评分和平均应变比差异均无统计学意义（3.56 vs. 3.54，$P=0.92$；2.68 vs. 2.75，$P=0.88$）。此外，该研究还发现恶性病变的平均尺寸明显大于良性病变（6.55 cm vs. 5.5 cm，$P=0.007$）。

Winn 等[26]采用剪切波弹性成像评估了 148 个软组织肿瘤，其中 61 个为恶性肿瘤。在该研究中，与良性肿瘤剪切波速度（4.36 m/s）相比，恶性肿瘤的剪切波速度（3.73 m/s）较慢；然而，由于两组间存在重叠，差异并没有统计学意义（$P=0.06$）。研究者还比较了良性和恶性软组织肿瘤的病变大小、深度、回声、边缘、血供情况和后方回声增强方面的差异。结果显示恶性病变体积明显更大，并且具有更丰富的血供。而在良恶性软组织肿瘤的病变深度、回声、边缘和后方回声增强方面则均无明显差异。

Tavare 等[34]对 206 个病变进行评估，其中 79 个为恶性病变。恶性病变的平均剪切波速度为 2.23 m/s，与良性病变的剪切波速度（2.31 m/s）无显著差异（$P=0.54$）。该研究结果表明，虽然剪切波速度不能单独作为诊断恶性肿瘤的依据，但当初次诊断被认为良性或可能良性的病变时，它可以提高超声分类诊断的准确性。对于仅基于超声被评估为可能是恶性的肿瘤来说，剪切波弹性成像并没有提供额外有用的诊断信息。此外，该研究还发现，较大体积、存在坏死、低回声和血流信号紊乱与恶性肿瘤明显相关。

Ohshika 等[23]发现剪切波弹性成像在恶性、交界性和良性软组织肿瘤之间存在显著差异。其评估了 47 例恶性、21 例交界性和 99 例良性肿瘤。恶性病变的平均最大剪切波速度为 8.3 m/s（范围为 7.9~8.7 m/s），与良性病变（剪切波速度为 6.1 m/s，范围为 3.4~7.7 m/s）和交界性病变（剪切波速度为 7.0 m/s，范围为 5.9~7.6 m/s）明显不同，差异具有统计学意义（$P<0.05$）。此外，研究者还报道了交界性组和恶性组的病变大小明显大于良性组（$P<0.001$）。然而，交界性组和恶性组之间并无明显差异（$P=0.109$）。值得注意的是，交界性病变和恶性病变更多位于筋膜深层（$P=0.005$）。

Dou 等[22]采用应变弹性成像评估了 36 例恶性肿瘤和 47 例非恶性肿瘤。其发现恶性组和非恶性组之间的平均应变比无显著差异[（2.33 ± 2.33）vs.（1.99 ± 2.37），$P=0.517$]。该研究表示，良性组和恶性组之间病变的平均弹性评分存在显著差异[（2.36 ± 0.82）vs.（2.81 ± 0.71），$P=0.011$]。同时，研究者还评估了这些病变的超声特征：相对于筋膜的位置（$P=0.003$）、不均质回声（$P=0.016$）及肿瘤边缘（$P<0.001$）在良恶性肿瘤中存在显著差异；而回声（$P=0.258$）、囊性成分（$P=0.145$）、多普勒评分（$P=0.054$）及筋膜尾征（$P=0.128$）则无显著差异。弹性成像测得的大小与二维超声大小在良恶性肿瘤间有显著差异（$P<0.001$）。

Ozturk 等[21]采用剪切波弹性成像评估了 37 例恶性软组织肿瘤和 72 例良性软组织肿瘤的平均剪切波速度和最大剪切波速度。恶性肿瘤的平均剪切波速度和最大剪切波速度为 2.87 m/s 和 3.30 m/s，与良性肿瘤（2.68 m/s 和 3.05 m/s）无显著差异（$P=0.271$ 和 $P=0.402$）。在该研究中发现，在恶性肿瘤中更常见的特征包括较大的径线、位置深在、低回声、边界不清晰，以及 3 型和 4 型多普勒模式。

3.5 世界卫生组织恶性软组织肿瘤分类

3.5.1 恶性脂肪细胞肿瘤

恶性脂肪细胞肿瘤包括脂肪肉瘤，脂肪肉瘤是第二常见的恶性软组织肿瘤，好发年龄在 40~60 岁。该类型有多种亚型，包括高分化型、黏液样型、多形性型、去分化型和黏液样多形性型等[49]。其中，最常见的是高分化脂肪肉瘤，约占这些肿瘤的一半[52]。高达 75% 的高分化脂肪肉瘤好发于四肢深部软组织，尤其是大腿。此外，还常见于腹膜后、上肢、躯干和头颈部。临床表现为无痛、生长缓慢的肿块。这些肿瘤在影像学上可能与脂肪瘤类似，但是存在较厚（>2 mm）或不规则的分隔时应引起重视，这些分隔在增强扫描后较脂肪瘤的薄分隔强化稍明显。黏液样脂肪肉瘤是第二常见的脂肪肉瘤类型，该亚型包括黏液样组织和圆形细胞成分。若病变以圆形细胞成分为主，则在 T_1WI 和 T_2WI 上均呈中等信号。肿瘤的黏液样成分因含水量高，在 T_2WI 上呈高信号。罕见情况下，病变可呈囊性结构，在 T_2WI 上呈均匀的高信号。对比增强扫描后，可通过显示强化部分来区别该病变与囊性结构。

不常见的脂肪肉瘤亚型包括多形性型、

去分化型和混合型。多形性脂肪肉瘤是一种体积较大、多结节状且具有清晰边界的肿瘤，在影像学上可观察到坏死和出血区域。由于这些肿瘤含有相对较少的脂肪组织，因此影像学诊断通常存在一定困难。尽管去分化脂肪肉瘤与高分化脂肪肉瘤在影像学特征上表现相似，但去分化脂肪肉瘤中存在大于 1 cm 的软组织区，代表了瘤体内部去分化的部分。

大多数恶性脂肪细胞肿瘤在影像学上可显示含有脂肪组织成分的区域。然而，多形性脂肪肉瘤在 CT 和 MRI 上可能无法显示出明显的脂肪成分[53]。在 CT 和 MRI 检查中，除了能够识别到含有脂肪组织的区域外，还可以观察到无脂肪组织的分隔或结节状区域。恶性程度与脂肪组织含量成反比，随着脂肪组织含量减少，肿块的恶性程度可能会增加。静脉注射造影剂后，肿块内的分隔和结节状区域可见强化。

在超声检查中，脂肪肉瘤的表现取决于其组织学类型。高分化脂肪肉瘤表现为高回声、边界清楚的肿块，这种表现缺乏特异性，与脂肪瘤相似。黏液样脂肪肉瘤则表现为边缘浸润性生长的不均匀低回声肿块，由于含有黏液成分，因此在超声图像上可能出现无回声区，并且根据脂肪组织的含量，病变内可能存在高回声区域。去分化脂肪肉瘤通常表现为分叶状的低回声肿块，彩色多普勒显示去分化区域血流信号丰富，而在高分化的病灶中则无血流信号或仅可探及少量血流信号。多形性脂肪肉瘤则表现为由许多高回声和低回声结节组成的不均质回声肿块。

脂肪组织导致剪切波速度的测量值较低。根据 Winn 等[26]的研究，脂肪性软组织肿瘤的对数变换平均剪切波速度明显低于非脂肪性软组织肿瘤（1.01 m/s vs. 1.34 m/s，P=0.01）。然而，恶性和良性含脂肪软组织肿瘤的对数变换剪切波速度之间无明显差异（1.05 m/s vs. 0.96 m/s，P=0.69）。

3.5.2 恶性成纤维细胞瘤和肌成纤维细胞瘤

恶性成纤维细胞瘤包括恶性孤立性纤维瘤(solitary fibrous tumor, SFT)、纤维肉瘤、黏液性纤维肉瘤、低度恶性纤维黏液样肉瘤和硬化性上皮样纤维肉瘤。

孤立性纤维瘤是一种罕见的间充质源性肿瘤。总体而言，15%～20%的孤立性纤维瘤是恶性的[54]。在超声检查中，孤立性纤维瘤通常表现为低回声肿块。在 CT 扫描中，孤立性纤维瘤常表现为边界清晰的肿块，并压迫邻近组织和器官。通过影像学很难区分孤立性纤维瘤的良恶性。由于可能出现坏死、出血或囊性变，因此，其在 T_1WI 上通常呈不均匀等信号，在 T_2WI 上则呈高信号伴有流空区域。亚急性出血区域在 T_1WI 上呈高信号。在脂肪抑制对比增强 T_1WI 图像上，动脉期呈明显不均匀强化，静脉期则进行性加强，这与肿瘤内致密的纤维组织含量有关[55-56]。

成人纤维肉瘤多见于30～55岁的患者，而黏液性纤维肉瘤则多见于老年患者。在 CT 扫描中，纤维肉瘤通常表现为边界不清晰的等密度肿块，增强后呈轻度强化。这些肿瘤在钆对比增强 MRI 上也表现为轻至中度强化，且在所有序列上均表现为低至中等信号强度[57]。

黏液性纤维肉瘤通常表现为四肢无痛性生长的软组织肿块。超声检查显示结节状–多结节状低回声软组织肿块，内部回声不均匀，并可见分隔，同时观察到沿筋膜浸润、生长的征象（筋膜尾征），彩色多普勒显示其内部血流信号。由于其超声表现与良性病变类似，因此通过超声图像特征进行区分较为困难（图3.4、图3.5）[58]。

低度恶性纤维黏液样肉瘤在CT图像上表现为肌肉内不均匀的低密度肿块，其内部可能伴有钙化[59]。

在Winn等[26]的研究中，纤维性和非纤维性软组织肿瘤的对数变换平均剪切波速度无显著差异（1.39 m/s *vs.* 1.29 m/s，$P=0.34$）。此外，恶性和良性纤维性肿瘤的剪切波速度也无显著差异（1.25 m/s *vs.* 1.54 m/s，$P=0.14$）。

3.5.3 恶性血管性肿瘤

本组病变包括上皮样血管内皮瘤和血管肉瘤。上皮样血管内皮瘤通常发生于成年人，主要好发于四肢深部软组织，同时也可见于其他部位，如肺、肝和乳腺。在超声检查中，它们表现为含有囊性区域的低回声或高回声肿块。彩色多普勒超声可检测到动静脉瘘的存在。MRI 表现与血管瘤相似，T_1WI 呈低至中等信号，

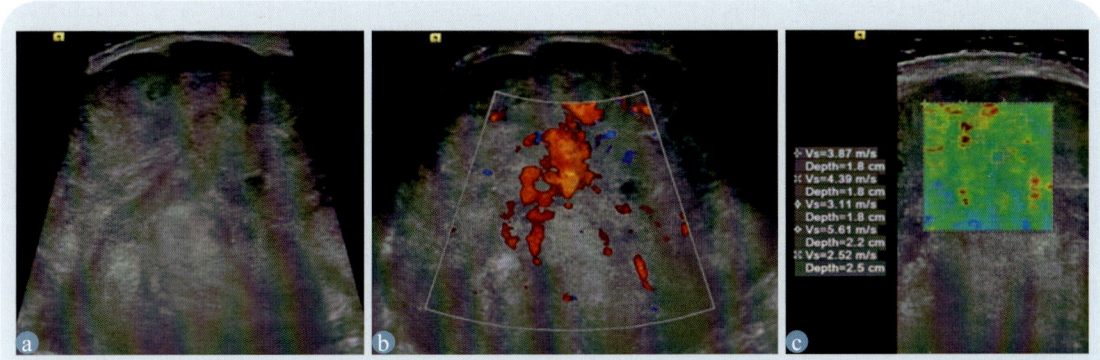

a. 肿块位于筋膜深层，最大径线为 8 cm，超声检查显示该肿块呈低回声，内部回声不均；b. 彩色多普勒超声显示血流信号为Ⅳ型；c. 剪切波弹性成像检查和剪切波速度测量。组织病理学结果为黏液性纤维肉瘤。

图 3.4 61 岁男性患者，左上肢软组织肿块

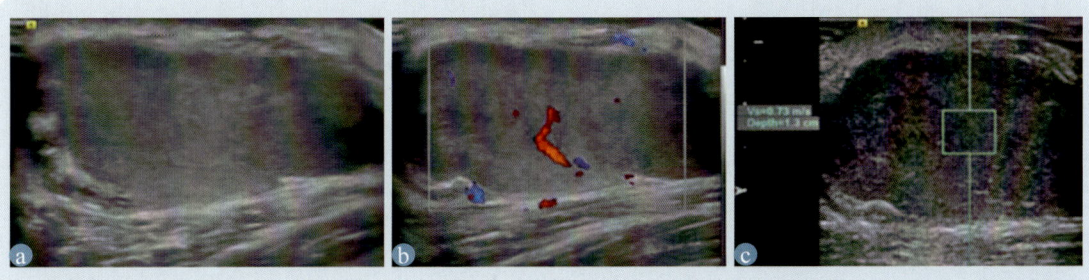

a. 肿块位于筋膜浅层，最大径线为 5 cm，肿块呈稍低回声；b. 彩色多普勒超声显示血流信号为Ⅲ型；c. 剪切波弹性成像检查和剪切波速度测量。组织病理学结果为黏液性纤维肉瘤。

图 3.5 39 岁女性患者，右肩软组织肿块

T_2WI 呈高信号，钆对比增强后表现为均匀强化[60]。

血管肉瘤是一种恶性软组织肿瘤，可发生于深部或浅表软组织。深部病变可由异物、放射治疗或慢性淋巴水肿引起。在增强 CT 上，血管肉瘤的典型表现为不规则强化的软组织肿块。在 MRI 上，血管肉瘤 T_1WI 呈中等信号，T_2WI 呈高信号，并可浸润周围邻近组织。在 T_1WI 上可能存在代表出血的高信号区域[61]。血管肉瘤伴发慢性淋巴水肿又被称为 Stewart-Treves 综合征。

3.5.4 恶性平滑肌肿瘤

本组病变包括平滑肌肉瘤，其好发于中年人，女性的患病率是男性的两倍[62]。常位于皮下组织或肌肉内，较深部位多见于腹膜后，而较浅部位多见于上肢，年龄在 50～60 岁最为常见。影像学检查没有特异性，根据侵袭程度不同可能出现囊性和坏死区域。超声检查显示其边界清晰、呈低回声，具有血流信号，这些表现易与血管瘤相混淆。在 MRI 上，平滑肌肉瘤 T_1WI 呈中等信号，T_2WI 呈高信号，并在注射钆对比剂后明显强化。在 CT 上，可观察到中央低密度区，通常代表坏死[63]。

3.5.5 恶性骨骼肌肿瘤

根据世界卫生组织（World Health Organization，WHO）分类，骨骼肌恶性肿瘤包括胚胎性横纹肌肉瘤、腺泡状横纹肌肉瘤、多形性横纹肌肉瘤和梭形细胞性/硬化性横纹肌肉瘤。横纹肌肉瘤是儿童最常见的恶性软组织肿瘤，占所有儿童恶性肿瘤的3%～5%，主要发生于头颈部（40%）和生殖器区域（25%），其他受累部位包括胸腔、腹部和四肢。在超声检查中，声像图表现为不均匀的低回声肿块，彩色多普勒超声显示血流信号丰富。在 MRI 上，T_1WI 呈中等信号，T_2WI 呈高信号，注射钆对比剂后明显强化[64]。胚胎性横纹肌肉瘤通常信号更均匀，而腺泡状横纹肌肉瘤和多形性横纹肌肉瘤的信号更不均匀，并常伴有坏死区域。虽然实性区域可见弥散受限，但在坏死或出血区域弥散不受限。此外，动态对比增强 MRI 显示实性区域表现为3型或4型强化模式，而坏死或出血区域表现为1型强化模式[65]。

3.5.6 恶性周围神经鞘瘤

恶性周围神经鞘瘤占所有恶性软组织肿瘤的 5%～10%，主要发生在 20～50 岁[66]。约有半数以上的患者同时伴有Ⅰ型神经纤维瘤病。通常累及较大的神经，如坐骨神经、臂丛神经和骶神经。影像学特征与其他神经鞘瘤相似。然而，肿瘤直径超过 5 cm 时，由坏死和出血引起的回声不均、边缘不规则、瘤周水肿、快速不均匀强化、邻近骨结构破坏、区域淋巴结肿大等均提示为恶性肿瘤。超声表现为与周围神经相连的不均匀低回声梭形肿块，并存在假包膜，代表部分不规则增厚的高回声神经鞘[67]。MRI 显示边缘不规则的肿块，直径超过 5 cm，并向周围组织浸润。此外，还可见到肿块不均匀、中央坏死，以及强化时出现周围结节的不均匀强化[68]。

3.5.7 未分化多形性肉瘤

未分化多形性肉瘤最常见于下肢，上肢少见[69]，是放疗后最常见的软组织肉瘤[8]。超声检查表现为体积较大、回声不均匀、低回声、边缘不规则且具有浸润性特征，血流信号较丰富[8,30]。该肿块可呈现巨大体积，并可引起邻近骨质的破坏[70]，超声表现为低回声肿块，伴有中央坏死或钙化，边缘不规则；彩色多普勒显示实性成分内可见血流信号[71]。根据细胞量、黏液含量、出血情况及坏死和钙化程度的差异，MRI 可以呈现多种表现形式。由于肿瘤中心区域存在出血、坏死和黏液样物质，因此肿块周围区域常出现强化。

3.5.8 软组织转移瘤和淋巴瘤

肺癌、肾癌和结肠癌是最容易转移到软组织的恶性肿瘤，最常见的转移部位包括大腿肌肉、髂腰肌和椎旁肌肉[72]。在超声图像中，软组织转移瘤表现为低回声肿块，并伴有血流信号增多及边缘浸润性生长[30]。同时可观察到邻近骨质破坏和骨碎片存在，这可能表示骨病变已经浸润到邻近的软组织，反之亦然。此外，部分病变可出现后方回声增强现象，通常伴有充血表现[70]。

MRI 检查，软组织转移瘤表现为边界不清的病变，T_1WI 呈低信号，T_2WI 呈高信号[73]。肿瘤周围明显强化伴中央坏死是常见的增强表现[74]。

原发性软组织淋巴瘤极罕见，通常发生在 60 岁以上的患者。其临床表现为肌肉内出现肿块[75]。大多数软组织淋巴瘤发生于躯干和下肢。超声检查显示软组织淋巴瘤呈边缘浸润性生长的低回声病变[76]，后方回声可增强。彩色多普勒超声显示血流信号较丰富（图 3.6）。在 MRI 上，软组织淋巴瘤 T_1WI 呈均匀等信号或稍低信号，T_2WI 呈高信号，注射对比剂后表现为均匀强化[77]。

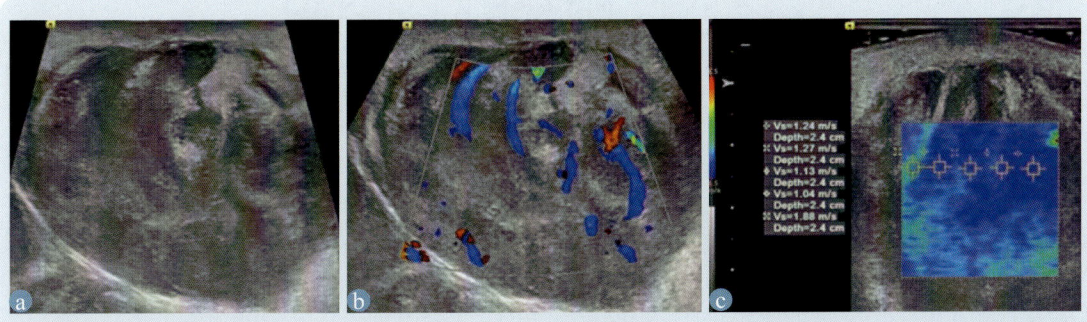

a. 该肿块位于筋膜浅层，最大径线为 12 cm，呈不均匀低回声；b. 彩色多普勒超声显示肿块中央和周围存在血流信号；c. 剪切波弹性成像检查和剪切波速度测量。组织病理学结果确诊为软组织淋巴瘤。

图 3.6　67 岁女性患者，左侧大腿软组织肿块

3.6　总结与展望

弹性成像是近年来发展的一种基于超声检查的新兴成像方法，用于评估组织弹性特征。本章总结了目前关于超声和弹性成像在恶性软组织肿瘤诊断方面的文献。尽管一些研究发现弹性成像对恶性软组织肿瘤的诊断有效，但其诊断效能在其他研究中尚未得到充分证实。在这些研究中，大多数研究对象包括了各种不同亚型的肿瘤。软组织肿瘤内部细胞类型非常广泛多

变，如钙化、纤维化、出血、坏死和囊性变等。由于软组织肿瘤的组织学结构具有高度不一致性，导致相关文献研究结果也呈现出差异。这或许可以解释超声弹性成像在鉴别恶性和良性软组织肿瘤方面所面临的局限性。根据目前的文献，明显需要进行更多的大样本研究。综上所述，有学者可能会提出在鉴别具有相似组织学特征（如鉴别恶性成纤维细胞瘤和良性成纤维细胞瘤）的肿瘤中应用弹性成像技术的有效性。然而，由于软组织肿瘤患者在超声检查阶段无法确定肿瘤的组织学亚型，因此，在某种特定组织学类型恶性病变诊断中评估超声弹性成像的有效性在临床上存在困难，因而其在临床实践中的价值存疑。MRI 似乎仍是恶性软组织肿瘤最具价值的影像学诊断方法，原因在于其具有较高的软组织分辨率和 T_1、T_2 序列不同的信号特征，能够提供关于肿瘤内部各种组织学成分（如脂肪、纤维组织、出血和坏死）的重要信息。而常规超声在鉴别恶性和良性病变方面也已被证实有效。通过常规超声检查，许多恶性病变的重要征象得以发现。考虑到上述这些因素，未来大样本研究除了单独研究弹性成像的诊断效能外，还可能会关注弹性成像对 MRI 和常规超声结果的补充作用。

（刘士榕　武荣　贺瑜　裴茜茜　付颖）

参考文献

第四章

肌腱和韧带

Domenico Albano,Mariachiara Basile,Salvatore Gitto,Francesca Serpi,Carmelo Messina,Luca Maria Sconfienza

4.1 引言

在过去的几年中，除传统 B 型超声成像外，超声弹性成像被越来越广泛地用作一种从定量和定性角度评估肌腱和韧带状态及成分的影像学手段[1]。在肌肉骨骼研究和临床实践中，存在两种超声弹性成像方法：①应变弹性成像，沿声波传播方向对组织施加机械力；②剪切波弹性成像，利用压缩声波动态地向软组织施加局部应力[2]。

应变弹性成像是最早应用于临床的弹性成像方法，它需要操作者施加外部压力或体内搏动结构施加的内源性应力来诱发组织产生形变。通过分析沿每条扫描线的射频信号，应变弹性成像评估了软组织沿声波传播方向上的形变。生成的彩色弹性图覆盖在 B 型超声灰阶图像上，并依据特定的颜色编码显示组织应变大小，为操作者提供关于组织弹性的定性信息。因此，肌腱和韧带的硬度信息也可以根据显示的彩色弹性图进行定量评估，一些使用者喜欢用红色描述更硬的肌腱/韧带、用蓝色描述更软的结构，反之亦然。在实际应用中，操作者需要考虑到只能通过计算目标组织和周围正常组织的应变比来获取半定量信息，应变比＞1 仅表明目标组织相对于周围组织更硬。可以在超声探头和皮肤之间放置一个"垫片"，以施加更均匀的压力，并减少伪像[3]。

剪切波弹性成像能提供定量且可重复的方法，用于评估肌腱和韧带硬度，其操作者依赖性低于应变弹性成像[4-6]。通过超声线阵探头触发聚焦声辐射力，在软组织中产生剪切波，这些剪切波与声束传播方向垂直，且传播速度低于声速。利用斑点追踪算法计算质点位移，从而得到剪切波速度（单位为 m/s）。每个像素上的剪切波速度分布与剪切模量（应力与应变之比）直接相关，剪切模量（G）可以通过简单数学公式计算得出，表示组织的硬度和弹性，通常以压力单位（kPa）表示。由于形变较小的软组织通常被假设为不可压缩的，因此有时会将 G 转换为不可压缩介质的杨氏模量（E），即简单方程 $E=3G$。在剪切波弹性成像中，与应变弹性成像一样，使用特定颜色表示肌腱和韧带软硬程度，并将生成彩色编码的弹性图叠加显示在 B 型超声灰阶图像上。这些颜色由剪切波在肌腱和韧带纤维的传播速度决定。红色通常对应较硬的结构，而蓝色对应较软的结构，绿色和黄色则代表弹性中等的肌腱和韧带。与应变弹性成像不同，由于超快分析使质点位移测序成为可能，剪切波弹性成像允许操作者对所研究的肌腱/韧带彩色弹性图上任意部分进行定量测量[1]。

在正常情况下，肌腱和韧带具有与其固有力学特性相关的特有弹性系数，但在病理条件下，该系数可发生改变。B 型超声检查无法得出结论，因为正常和病变的肌腱、韧带可能回声特性相似，弹性成像（elastosonography，ES）图像上的差异可能具有提示诊断的作用[7-8]。在过去数年里，人们已经发表了一些关于应用弹性成像评估肌腱和韧带的研究，并取得了令人鼓舞的结果。基于强有力的证据，国际指南推荐在一些肌腱的诊断中使用超声弹性成像技术；然而，在对韧带结构进行超声弹性成像方面适应证较少[9]。

4.2 肌腱

肌腱相关的病变如腱病，与职业运动和某些工作活动有关，但也可在一般人群中发生。通常诊断所需的检查包括临床评估（病史采集和体格检查）和影像学检查，其中超声是首选检查手段，其次是磁共振检查[10]。此外，通过超声弹性成像评估软组织的弹性特性，已被证明在识别涉及肌腱的病理情况方面很有价值[11]。轻微的肌腱病变不会改变超声回声或者肌腱纤维的磁共振信号[12]，因此在这种情况下，弹性成像对于评估肌腱状态尤为重要[12]。反复微创伤、过度负荷及血管改变导致组织损伤，进而影响纤维结构的弹性[5]。事实上，退行性改变包括Ⅲ型胶原纤维增加及纤维软骨化，从而降低患处病变肌腱的硬度[13]。

4.2.1 跟腱

跟腱病通常通过超声进行评估，利用B型超声评估厚度和回声，并使用能量多普勒评估其血供[14-15]。此外，一些研究者采用超声弹性成像来评估在不同姿势下正常和病变跟腱的硬度，以强调超声弹性成像的探头位置和踝关节位置对于跟腱黏弹性评估的重要作用[16]。由于跟腱是人体最坚韧、最厚的肌腱，位置较为表浅且易于与周围组织区分开来，因此非常适合进行超声弹性成像评估[17]。在超声弹性成像图中，健康的跟腱表现为均匀的质硬结构，在应变弹性成像上通常显示为红色，具有一定的硬度，缺乏形变；同时，在剪切波弹性成像模式上剪切波速度高且剪切模量可达300 kPa以上[1]。对运动员群体进行的跟腱研究发现，经常锻炼者的跟腱硬度较不经常锻炼者更高，同时他们发现肌腱软化可能预警疼痛及腱病的发生，这为及早干预提供了时间[18-19]。其他研究者还描述了低剪切波速度与高龄、自诉疼痛、无力，以及跟腱负荷能力下降等因素相关，但与性别无显著相关性[20]。

与最近的文献一致，维多利亚体育评估研究所跟腱问卷（Victorian Institute of Sport Assessment-Achilles questionnaire，VISA-A）评分与常规超声和能量多普勒特征呈弱相关，但与弹性值呈显著相关（$P = 0.0001$，$df = 83$，$\tau\beta = 0.71$）。对于无症状肌腱，仅用常规超声和常规超声联合剪切波弹性成像的敏感性分别为0.58和0.78。因此，在发现肌腱病，特别是亚临床肌腱病方面，使用剪切波弹性成像表现出较高的特异性，并提高了常规超声对跟腱病的诊断效能（图4.1）[21-22]。

强直性脊柱炎、肢端肥大症和糖尿病溃疡患者跟腱的亚临床变化也可以通过超声弹性成像发现[17]。在跟腱断裂的情况下，弹性成像图像上跟腱显示为蓝色或蓝绿色，这是由于失去张力、存在血肿或积液导致硬度显著降低，在剪切波弹性成像模式上剪切波速度≤4.06 m/s并出现信号缺失区域[23-24]。关于弹性成像在跟腱断裂术修复后的应用方面也有相关研究。在手术后的生理愈合过程中，肌腱硬度和异质性显著增加，可能是Ⅰ型胶原纤维主要成分被Ⅲ型胶原取代所致。剪切波弹性成像结果显示修复后的肌腱逐渐变硬。一项先前的研究发现，在术后12周、24周和48周时，修复后的肌腱平均弹性模量分别为187.7 kPa、238.3 kPa和289.6 kPa。据报道，在这3个术后时间点美国骨科足踝协会评分（American Orthopaedic Foot and Ankle Society，AOFAS）也有显著差异，并与弹性呈显著正相关（$P=0.0003$，比值比$=0.9159$）[25-26]。对侧肌腱硬度出现恒定增加[19]，可能是康复期间的超负荷所致[25]。研究发现，肌腱的功能与弹性呈正相关，提示硬度增加和弹性模量降低预示着较差的力学性能和功能结果，并可能导致修复的肌腱愈合不良[26]。

因此，超声弹性成像提升了对跟腱病进行超声评估的能力，特别是提升了检测肌腱细微变化的能力（图4.1）。

4.2.2 髌腱

髌腱病是一种髌腱的过度使用性损伤，常见于运动员，导致疼痛和功能障碍[27]。其特征为肌腱纤维的断裂和排列紊乱，表现为肌腱增厚、结构异常，以及肌腱力学性能和膝关节功能改变[13-14]。常规超声显示肌腱内存在低回声区。然而，这种超声的改变可能非常细微或完全缺失。反之，无症状的受检者可能表现出肌腱形态的异常，也包括低回声改变[28-29]。

因此，在B型超声提供声阻抗信息和多普勒成像提供血流信息的基础上，超声弹性成像可作为一种独立和补充的评估方法。关于使用应变弹性成像和剪切波弹性成像评估髌腱病弹性特征的研究结果存在一些矛盾。一些研究表明硬度减小（图4.2）[30-32]，而其他使用剪切波弹性成像的研究则记录了髌腱病剪切弹性模量增加，即出现肌腱病时硬度增加[20,33]。健康髌腱在应变弹性成像中呈现柔软模式可能是由于髌腱连接两个坚硬且固定的结构（髌骨和胫骨结节），而其他研究所观察的肌腱则一端与肌肉相连[34]。

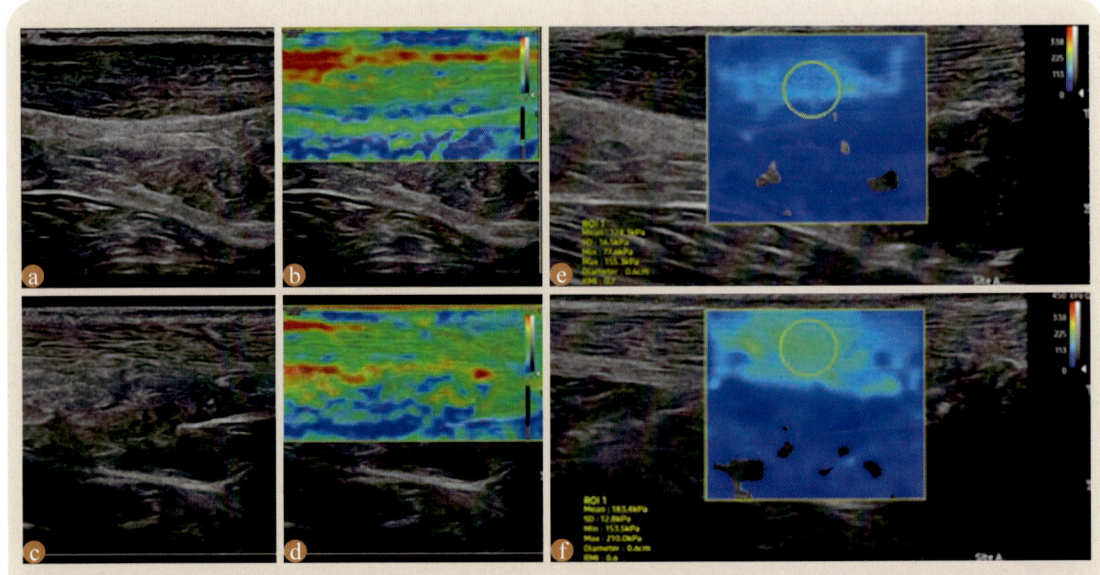

a. B型超声显示肌腱增厚，回声减低；b. 弹性图显示肌腱硬度不均匀，部分区域呈黄色和红色，提示肌腱变软；c. 健康人群正常跟腱的B型超声；d. 弹性图显示正常跟腱硬度均匀；e. 剪切波弹性成像显示病变硬度值中位数为123 kPa；f. 剪切波弹性成像显示正常跟腱硬度值中位数为183 kPa。

图4.1 一例非附着点跟腱病的超声图像

一项对患有单侧髌腱病运动员进行剪切波弹性成像评估的研究发现，肌腱硬度增加与疼痛强度和功能障碍程度之间存在相关性。在疼痛侧，平均剪切弹性模量为43.6 kPa，而非疼痛侧显著较低（25.8 kPa；$P=0.008$）[33]。另一项使用应变弹性成像的研究显示运动员有症状侧髌腱比无症状侧更软，这表明超声弹性成像提高了常规超声诊断髌腱病的敏感性（72.5%）和准确性（60%），并且与功能评分有较好的相关性[32]。

因此，目前尚不明确哪种图像和具体弹性值能够区分健康的和病变的髌腱。方法学差异，如超声设备不同和样本量差异，可在一定程度上解释以上结果的不一致性。此外，剪切波弹性成像似乎能比 B 型超声更好地显示肌腱愈合情况，并有助于监测治疗效果。治疗后髌腱的厚度减小，通常无法恢复到正常水平。同样，患有髌腱病的运动员，弹性模量较高，而在治疗后出现弹性模量下降，在不同随访阶段的弹性模量与 VISA-P 评分之间呈现显著负相关［$r=-0.784$，$P<0.001$（治疗后 1 个月）；$r=-0.877$，$P<0.001$（治疗后 3 个月）］。

肌腱逐渐变软但并不能完全恢复到正常水平。此外，弹性特性可作为生物标志物来评估结构的完整性和肌腱的最终功能，评估治疗的有效性，如体外冲击波治疗[35]。由于髌腱病在现役运动员中普遍存在[36]，因此超声弹性成像可能用于协助运动医学临床医师为患髌腱病的运动员提供更有效的康复（图 4.2）。

4.2.3 肩袖肌腱

肩袖撕裂是一种常见病，影响了大约 40% 的 60 岁以上的老年人群，并且通常伴有疼痛和功能障碍[37]。据估计，肩袖修复手术失败率在 20%～60%，而对于存在较大且复杂撕裂、肌肉萎缩和脂肪浸润等更为严重情况的患者来说，修复失败的风险更高。因此，术前影像学评估对于制订正确的手术计划至关重要[38]。超声和 MRI 都是常用于评估肩袖情况的方法[39-40]，特别是超声弹性成像可以通过定量评估组织的力学性能额外提供有关肌腱退变和慢性撕裂的更多信息[41]。虽然剪切模量似乎与冈上肌腱撕裂特征（大小、肌腱回缩）或反映病情迁延（Goutallier 分级、占有比）的

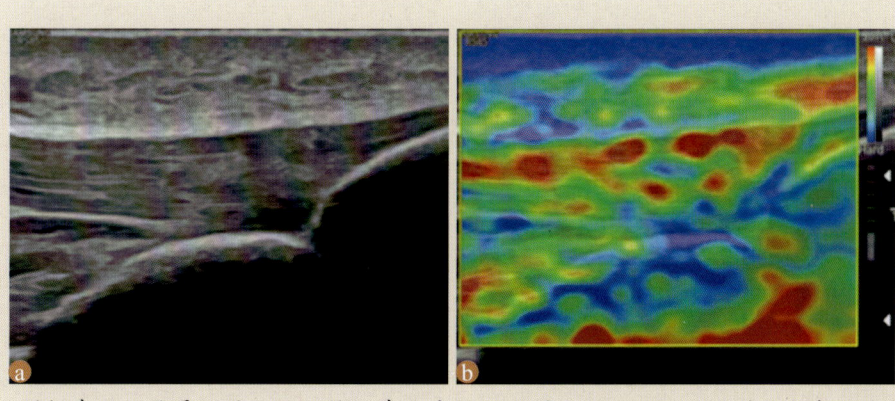

a. B 型超声显示髌骨肌腱远端纤维回声略减低；b. 弹性图显示该髌腱弹性分布不均匀。

图 4.2　一位跑步者的髌腱病超声图像

任何单一变量没有明确相关，但剪切波弹性成像测值已被证明在多种腱病中发生改变[41]。正常肌腱的剪切模量高于病变肌腱，硬度减小和彩色弹性图上信号缺失提示存在肌腱撕裂[42-44]。因此，在无法通过常规超声来区分健康和病理组织时，超声弹性成像就显示出潜在价值，并且与MRI进行比较也得到了有趣的结果[45-47]。正常的冈上肌腱剪切波速度[（3±0.5）m/s]随着肌肉内脂肪含量的增加而降低[（2.5±0.5）m/s；$P=0.001$][43]。此外，应变弹性成像能够半定量化冈上肌脂肪浸润的严重程度，准确性优异且具备良好的观察者间一致性，kappa加权系数为0.81[45]。另外，肩袖肌腱病可能与肌肉硬度有关。事实上，排球运动员斜方肌上部剪切波弹性成像剪切模量增加与肩袖肌腱病有关[48]。这些研究者认为，斜方肌上部硬度增加的运动员可能有更大的发生肩袖肌腱病的风险。因此，超声弹性成像应用于斜方肌上部的评估可出于预防肩袖肌腱病的目的。另一项研究发现三角肌变软与常规超声评估的肌腱病严重程度相关[44]。此外，在手术修复计划阶段使用超声弹性成像可以提供预后信息，因为通过剪切模量反映出来的冈上肌脂肪萎缩可以预测复发撕裂和功能不良[49]。尸体肩袖研究结果表明，冈上肌定量剪切波弹性成像结果与肌肉肌腱单位的伸展性相关。因此，超声弹性成像可提供一种无创方法来在手术前预测肩袖的伸展性[47]。最后，由于晚期手术修复难度更大，超声弹性成像可在手术干预前帮助区分某一患者的肩袖撕裂是急性还是慢性。一些研究者通过研究揭示了弹性值与病情迁延之间的显著关联：慢性肩痛患者撕裂肌腱的弹性值显著更高。

根据症状持续时间≤1年（92 kPa）或超过1年（105 kPa），弹性中位值在统计学上存在显著差异。因此，尽管需要进一步的研究，剪切波弹性成像测量所得到的弹性和速度值有助于术前对即将进行手术修复的肩袖撕裂进行全面评估[50]。

另一种常见的且可能导致相关肩部疼痛和功能障碍的肩袖疾病是钙化性肌腱病。可通过常规X线检查和超声进行诊断和评估[51-52]。影像引导下的微创治疗[如超声引导下钙化肌腱病经皮灌洗（US-guided percutaneous irrigation of calcific tendinopathy，US-PICT）]成功率约为80%[53-55]。使用剪切波弹性成像对钙化性肌腱病患者进行评估，剪切波弹性成像显示的非黑色模式能够预测US-PICT后症状能否缓解。这些结果提示超声弹性成像也可能在肩袖钙化性肌腱病的评估和治疗中发挥作用[48]。

4.2.4 伸肌总腱

肱骨外上髁炎是导致肘部疼痛和功能障碍的最常见病因，其主要起因于持续微创伤。该病是附着在肱骨上髁处的伸肌总腱发生慢性有症状退行性改变。通常与过度抓握或伸腕、桡侧偏移和（或）前臂旋后引起的重复微创伤密切相关，从而导致桡侧腕短伸肌腱（最常受影响的肌腱）、旋前肌腱和其他腕伸肌腱多发微撕裂，形成一种肌腱变性和修复的循环过程[56]。使用常规超声来区分病理组织和健康组织可能具有挑战性，因为两者通常具有相同的回声强度[7,57]。以往的研究表明，弹性成像结果与临床症状评分和持续时间呈现出有趣的相关性，因此当与剪切波弹性成像联合应用时，传统超声的敏感性从67.1%提高到94.3%[30]。使用应变弹性成像和剪切波弹性成像的研究显示，有症状肌腱的硬度减小，经与临床检查结果对比，实时超声弹性成像的准确率为94%（图4.3）[5,58-62]。此外，在评估外上髁炎方面，应变弹性成像相较于常规超声能够发现更多局灶性病变，侧副韧带受累率更高，同时，腱周筋膜的受累率也更高，这揭示了这些漏诊的损伤与预后不良的相关性[58,63]。而且，对尸体外上髁肌腱的研究结论表明，将超声弹性成像和常规超声联合应用与组织学结果相关性更好[62,64]。未来的研究中需要进一步评估弹性在随访和康复治疗中的变化，但目前弹性成像仅作为检测外上髁炎的辅助工具之一（图4.3）。

4.3 韧带

目前，尽管人们对不同肌肉骨骼背景下超声弹性成像的应用越来越感兴趣，并且对该方法的潜在价值有了更多认识，但关于描述关节韧带的超声弹性成像文献仍然相对较少。一般来说，由于收缩和松弛状态下韧带显著不同，必须考虑到关节的位置对韧带超声弹性成像结果的重要影响。实际上，在松弛状态下正常韧带显示出中等剪切波速度（图4.4），而在收缩状态中速度增加[65]。

4.3.1 喙肱韧带

粘连性肩关节囊炎（adhesive capsulitis of the shoulder，ACSH），亦称冻结肩，其特征为盂肱关节主动和被动运动逐渐受限并出现疼痛。尽管该病的基本病因尚不明确，但一般认为它与滑膜炎合并关节囊纤维化有关。近期的研究表明喙肱韧带（coracohumeral ligament，CHL）在粘连性肩关节囊炎发展过程中起着至关重要的作用。一般来说，喙肱韧带和（或）盂肱下韧带增厚被认为是粘连性肩关节囊炎在MRI[66]和超声[67]上显示的影像学特征。然

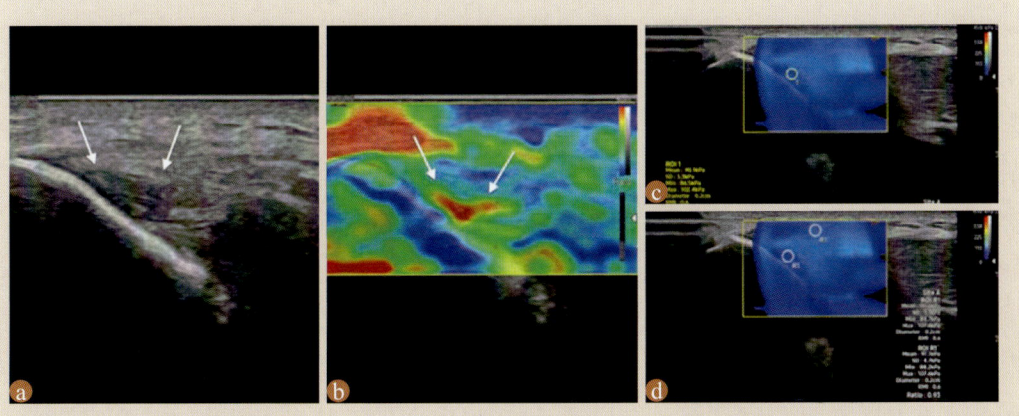

a. B型超声图像显示肌腱附着处一个小的低回声区（箭头）；b. 弹性图中的黄色和红色表示肌腱变软（箭头）；c. 需要注意剪切波弹性成像上病变区域的硬度计算为绝对值；d. 病变区域与皮下组织的硬度比值。

图4.3　一名外上髁炎患者的超声图像

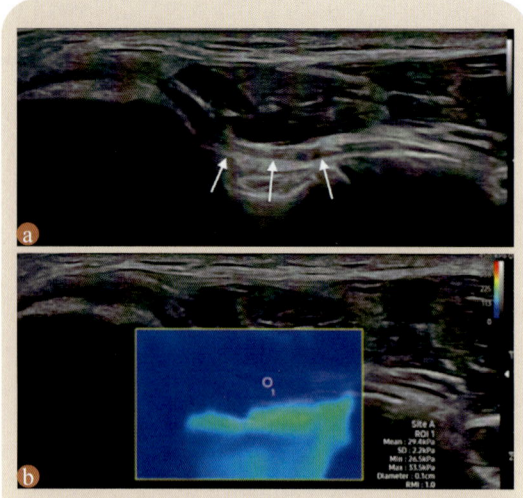

a. 正常 B 型超声显示松弛状态下的尺侧副韧带（箭头）；b. 剪切波弹性成像显示松弛状态的韧带剪切波速度低。

图 4.4 关节位置对韧带超声弹性成像影响的举例

而，在常规超声检查中识别这种韧带微小病变存在挑战，尤其是由于活动范围严重受限而影响了检查的实施。喙肱韧带起自喙突外侧缘，止于肱骨小结节和大结节，并形成了肩袖间隙的顶部。一些研究者评估了喙肱韧带的厚度和弹性，并报告了粘连性肩关节囊炎患者韧带的厚度和硬度增加[68-69]。这与喙肱韧带变硬在粘连性肩关节囊炎的活动受限中发挥重要作用的假说一致[70]。粘连性肩关节囊炎可分为 3 个阶段：Ⅰ 期（冷冻期）、Ⅱ 期（冻结期）和 Ⅲ 期（解冻期）。通过比较健侧和不同阶段患者患侧肩部的剪切波弹性成像测量结果，发现患侧喙肱韧带的硬度并非总是高于健侧（56～92 kPa）。Ⅱ 期（中位数 166 kPa）和 Ⅲ 期（中位数 151 kPa）患侧肩的喙肱韧带硬度显著高于 Ⅰ 期（中位数 89 kPa）（$P < 0.001$），但 Ⅱ 期和 Ⅲ 期之间的硬度没有显著差异[71]。冻结肩的治疗方法包括物理治疗、类固醇注射、液压扩张、手法松解和关节镜下关节囊松解[72]。值得注意的是，在接受超声引导下肩袖间隙类固醇注射的患者中，观察到在中立位和最大外旋位时，喙肱韧带的硬度均减小[69]。

4.3.2 踝关节韧带

踝关节外侧韧带复合体由距腓前韧带（anterior talofibular ligament，ATFL）、跟腓韧带（calcaneofibular ligament，CFL）和距腓后韧带（posterior talofibular ligament，PTFL）组成。距腓前韧带稳定距骨，跟腓韧带稳定距下关节。外侧踝关节扭伤通常发生在跖屈、内翻和过度旋后过程中，这些扭伤大多数与距腓前韧带损伤有关[73]。近期一项研究确定了年轻男性受试者的距腓前韧带和跟腓韧带的正常剪切波速度。基于上述结果，正常距腓前韧带在静态的剪切波平均速度为 2.09 m/s，而正常跟腓韧带在静态的剪切波平均速度为 1.99 m/s。这两条韧带在静息和应力状态下的剪切波速度存在显著差异，在施加应力时，速度和组织硬度增加。然而，韧带的解剖变异及与周围结构的相互连接可能对剪切波弹性成像测量产生影响。作为一种可重复的量化踝关节韧带硬度的方法，剪切波弹性成像已显示出令人鼓舞的结果，但仍需进一步研究来明确其在病理状态下的潜在作用[74]。踝关节内侧主要的稳定结构是三角韧带，由浅层和深层两部分构成。浅层包括胫舟韧带、胫跟韧带，其前部也称为胫弹簧韧带和胫距后韧带浅层。深部则由胫距前韧带和胫距后韧带构成[75]。内侧韧带复合体的完整性限制了距骨外展、旋前和外旋，保护了胫腓韧带联合和远端腓骨。在踝关节发生外旋损伤时可能会损伤三角韧带。一项早期的试验研究结果表明，在健康受试者中，剪切波弹性成像评估内侧韧带复合体具有可重复性。使用剪切波弹性成像可以在静态和动态体位下对韧带进行定量测量。因此，剪切波弹性成像能够对韧带损伤做出初步诊断，并在创伤后的随访期间通过评估韧带硬度监测康复效果；然而，这方面的应用还需要进一步研究探索。超声弹性成像还可用于术前评估，通过选择适当的植入物类型，并在术中调整其张力，使剪切波弹性成像测值尽可能接近自然韧带的硬度和生物力学特性。需要进一步评估剪切波弹性成像在内侧踝关节损伤治疗中的相关性[76]。

4.3.3　膝关节侧副韧带

稳定膝关节对抗外翻和内翻力的主要结构是内侧和外侧副韧带。内侧副韧带（medial collateral ligament，MCL）可受到急性或慢性损伤，以及炎症和退变等情况的影响，它是膝关节最常损伤的韧带[77]。对于运动员来说，能否在膝关节受伤后重返赛场取决于是否能够实现无痛运动。然而，通常不评估恢复中的韧带的力学性能。因此，提高对内侧副韧带弹性的认识可能有助于骨科医师进行治疗。应变弹性成像是一种简单、可靠的工具，用于测量康复期膝关节侧副韧带硬度特征[78]。

近端、中部、远端内侧副韧带的平均硬度值分别为 33 kPa、35 kPa 和 36 kPa[79]。由于软组织在一般力-位移曲线中表现出非线性行为，因此不同屈曲角度下副韧带不同部位的硬度不同，所以评估不同屈曲角度下的应变比更为重要。内侧副韧带浅层和内侧副韧带深层的应变比随膝关节屈曲程度的增加而增加，而外侧副韧带的硬度呈波动趋势。这三部分韧带，0°时应变比最低，表明相对硬度高。由于韧带等软组织本质上是黏弹性的，在施加压缩的情况下其力学性能可能发生改变，因此使用剪切波弹性成像可以避免这个问题。根据最近对健康志愿者进行的一项研究结果显示，剪切波弹性成像是用于评估内侧副韧带弹性的一种可行、可重复且可靠的成像技术。在未来的研究中，需要收集存在病变的患者数据，以识别与正常情况之间的差异[78]。

4.3.4　尺侧副韧带

肘关节尺侧副韧带（ulnar collateral ligament，UCL）是对抗肘部外翻的主要稳定结构[80]。两篇文章通过超声弹性成像对健康受试者的肘关节尺侧副韧带特征进行了研究[81-82]。两者均认为超声弹性成像可能有助于评估肘关节尺侧副韧带状态，并建议进一步研究以了解其在检测肘关节尺侧副韧带损伤和随访期间监测愈合过程中的实际作用。这些研究结果表明，在抓握和松弛时，肘关节尺侧副韧带的应变比分别为 17.64 和 3.94，而旋前屈肌（flexor pronator muscle，FPM）在抓握和松弛时的应变比分别为 1.72 和 0.35。超声弹性测量显示，在松弛和抓握状态下，肘关节尺侧副韧带的弹性均明显低于旋前屈肌（$P < 0.001$），而在抓握状态下，两者的弹性均明显低于静息状态（$P < 0.001$）。与抓握相关的肌肉收缩对肘关节内侧肘关节尺侧副韧带或旋前屈肌弹性没有特殊影响，表明组织整体上的弹性降低。同时说明在抓握过程中，

旋前屈肌和肘关节尺侧副韧带均处于紧张状态。在静态和抓握状态下，肘关节内侧各组织作为稳定装置，对抗外翻应力的张力比例没有显著差异，实际上，在静态和抓握时的应变比（肘关节尺侧副韧带/旋前屈肌）也没有显著差异[82]。此外，在检查肘关节尺侧副韧带时未发现优势臂（平均速度=5.14 m/s）和非优势臂（平均速度=5.24 m/s）之间剪切波速度存在显著差异（图4.4）[81]。

4.4 临床应用

详见表4.1。

4.5 总结与展望

总之，相较于仅使用常规B型超声，引入超声弹性成像技术可以提供明显的改善，包括评估肌腱和韧带的力学特性和硬度信息。超声弹性成像可能用于提高诊断效能，监测治疗后随访期间肌腱和韧带的变化情况[1]。尽管文献中对于超声弹性成像用于评估肌腱和韧带方面的支持证据不断增加，但其证据等级仍然较低，尤其是关于韧带结构方面的证据。因此，在未来需要进行大规模肌腱和韧带的超声弹性成像研究，以验证并推广其临床应用。

表4.1 最常见肌腱和韧带病变硬度的应用总结

临床情况	剪切波弹性成像硬度值	来源
跟腱病/断裂	减小	Aubry等[23], Chen等[24]
跟腱断裂手术修复	增加	Busilacchi等[25], Zhang等[26]
髌腱病	不明确	Dirrichs等[30], Rist等[31], Ooi等[32], Zhang等[33], Porta等[34]
肩袖肌腱病	减小，特别是在有脂肪浸润的慢性病变	Seo等[45], Lee等[46], Krepkin等[47], Bruno等[48], Lin等[49], Beeler等[50]
外上髁炎	减小	de Zordo等[58], Ahn等[59], Kang等[60], Park等[61], Kocyigit等[62], Klauser等[63]
粘连性肩关节囊炎	在Ⅱ期和Ⅲ期喙肱韧带硬度增加	Zhang等[71]
尺侧副韧带损伤	减小	Gupta等[81]

（姚响芸　付颖　王佳颖　谭庆亭　王艺桦）

参考文献

第五章

肌肉和筋膜

Ivan Garcia Duitama,
Anna Agustí Claramunt, Pedro Garcia Gonzalez

5.1 引言

超声是评估多种肌肉骨骼系统疾病的重要影像学方法之一[1]。由于具备实时成像、无辐射且费用低廉等特点，超声在评估创伤性肌肉损伤和原发性肌肉病变，并随访其愈合或退行性改变方面具有毋庸置疑的优势[2]。然而，即使对于有症状的患者[3-4]，使用灰阶超声也很难评估组织的生物力学特性，这就是为什么超声弹性成像不仅适用于创伤性损伤，而且在肌肉病变的诊断过程中可能具有一技之长的原因。在接下来的内容中，我们将介绍弹性成像如何成为超声诊断肌肉相关疾病的辅助方法。迄今为止，在 Pubmed 数据库中只有一篇[5]关于在肌肉骨骼系统中应用超声弹性成像的临床指南，该指南发表于 2013 年，只有一个适应证，即脑瘫（cerebral palsy，CP）。自 2013 年以来，相关研究不断取得进展，我们认为有必要对该指南进行修订。

弹性成像是常规超声诊断肌肉疾病的一种理想辅助方法，因为其是一种非侵入性技术，能够量化肌肉力学特性，并协助临床医师诊断、评估疾病的进展及作为监测治疗效果的方法[6]。

目前的文献倾向于在许多临床应用场景中使用剪切波弹性成像而非应变弹性成像。在研究中采用剪切波弹性成像的原因是其能够量化组织硬度，从而实现进一步比较和统计分析，而不像应变弹性成像那样只提供定性信息。然而，许多临床指南并未涉及弹性成像，并且在日常临床工作中并非所有的超声设备都配备此功能，尤其是旧型号设备；在肌肉骨骼系统成像方面，有些设备具备应变弹性成像功能，有些则具备剪切波弹性成像功能，甚至有些设备根本不支持弹性成像。我们认为很重要的一点是，测量组织硬度并非必需，在某些情况下彩色编码的弹性图同样可以提供诊断或随访特定病例所需的额外信息。为了这些目的，我们可以利用患者的健侧作为对照，这在评估肌肉骨骼系统时具有优势。

5.1.1 肌肉、筋膜弹性成像影响因素及实用建议

肌肉和筋膜的多个特征显著影响了这些结构的弹性成像评估；它们可能与力学、组织学、解剖学、病理学、个体差异及取样技术相关[7]。

肌纤维、胶原和肌原纤维沿纵向排列，赋予肌肉显著的各向异性特性。剪切波在与纵向排列结构平行平面上的传播比在垂直的平面上更容易，因此短轴的硬度值明显高于长轴（图 5.1）。此外，与肌肉长轴切面测量相比，在垂直肌肉的横切面上进行测量会导致观察者间和观察者内的可重复性下降[8]。同时，肌肉内部纤维的排列方式多种多样，可以呈现相互平行、扇形、环形、羽状（类似羽毛）、多羽状或梭形[9]，这给标准化检查技术带来了一定挑战。正因如此，在使用弹性成像比较同一患者的肌肉模量和之前测得数值时，或与已发表的标准值进行比较时，则需要确保使用相同轴向切面进行扫查[10]。

肌肉是运动单位，其硬度取决于测量时的运动状态。在收缩和最大伸展时，硬度增加，而在放松状态时，硬度减少（图 5.2）[11-12]。根据 Wang 等的研究结果[13]，老年人和健康

年轻人在放松状态下，股中间肌的剪切模量没有显著差异；然而，在收缩时，年轻人该肌肉的硬度高于老年人。尽管这一结果在生物学上具有意义，但并不适用于所有肌肉[14]。有趣的是，剪切波弹性成像可以作为一种测量肌肉缓慢收缩的技术，因为它能够以 1 Hz 的速度生成弹性图像[6]。

剪切波弹性成像测量结果具有良好的可重复性[8,12,15]，但若要将弹性模量或弹性图进行比较获得指数值或对同一患者进行

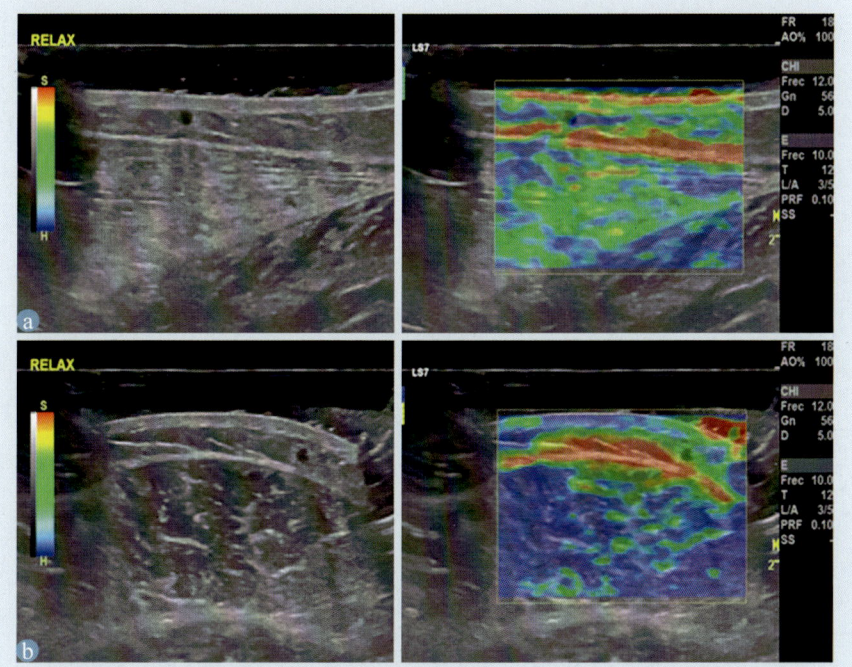

a. 横断面；b. 纵断面。左列为 B 型超声图像，右列为对应的弹性图。注意，在横断面上肌肉硬度明显增加。

图 5.1　正常腓肠肌内侧头在放松状态下的图像

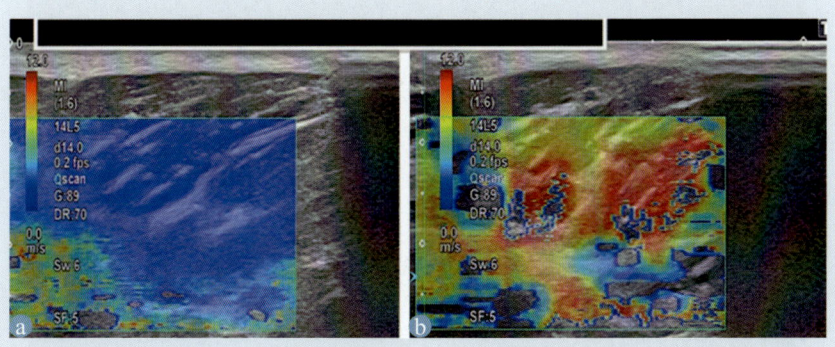

该图为股二头肌的弹性成像，探头与肌纤维平行。值得注意的是，在肌肉收缩时（图 b），相较于静息状态（图 a），检测到的硬度有所增加。弹性图的颜色向硬度标尺上方移动，表明硬度增加。

图 5.2　肌肉收缩时的弹性图变化

随访比较，应对同一患者的肌肉进行系统评估，评估每一块肌肉时需要确保探头位置一致。

最后需要注意的是，在剪切波弹性成像中，不同的制造商可能使用杨氏模量（单位为 kPa）、剪切模量（单位为 kPa）或剪切波速度（单位为 m/s）来表示组织的硬度，这些指标之间呈正相关[7]。根据 Abdulrahman 等的研究结果[16]，在评估肌肉硬度时，建议使用剪切波速度作为测量单位，并施加最小的探头压力，避免过多耦合剂或导声垫，并且测量深度应小于 4 cm 以获得最佳可重复性。这与经典建议相反，即使用大量耦合剂进行超声弹性成像[7]。

5.1.2 正常肌肉和筋膜的弹性成像

在正常情况下，肌肉呈现出排列有序而并非均匀的灰阶声像图表现。这是由肌纤维和肌束之间，以及间质结构如肌束膜和筋膜之间的许多界面所致。这些间质结构对于肌肉的功能至关重要，因为它们将肌肉纤维中产生的力量传递到肌腱和骨骼。此外，神经和血管穿过肌肉、筋膜及筋膜间的平面，导致了更显著的回声异质性。这种正常肌肉组织异质性也可在超声应变弹性图中观察到，其中大部分是由硬度较低的肌纤维构成，而肌纤维和肌腹之间散布的纤维脂肪间质和筋膜则硬度较高[17-18]。然而，在正常情况下，肌肉的剪切波弹性图呈现出更加均匀一致的表现（图 5.3）。

"筋膜"一词具有广泛的含义，需要将筋膜本身与筋膜系统区分开来[19]。本章仅将深筋膜，特别是肌外膜和腱膜称为筋

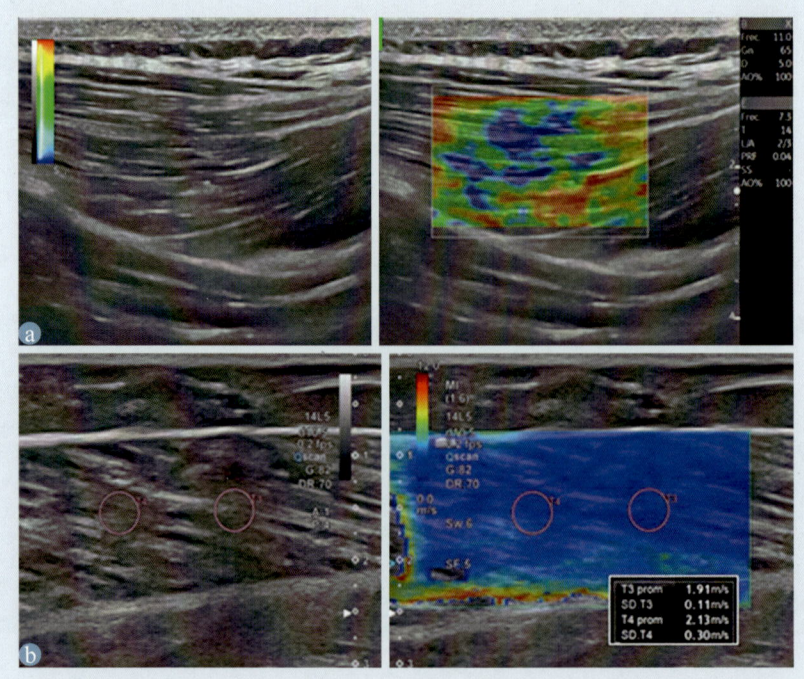

a. 健康肌肉的 B 型超声图像（左侧）及应变弹性图（右侧）；b. 健康肌肉的剪切波弹性图。

图 5.3　患者俯卧位放松状态下，腰方肌的长轴切面图像。超声设备扫查时，在应变弹性成像方式下，肌肉呈现出一定的异质性

膜，前者是包裹肌肉的间质膜，后者则是一种筋膜的延展，使肌肉附着于骨骼或其他肌肉时的附着处更宽大。筋膜系统的其他组成部分则被称为间质，包括肌内膜、肌束膜和筋膜间的平面。根据目前筋膜研究协会（Fascia Research Society）的术语表[20]，尽管关节囊、肌腱和韧带也属于筋膜系统，但本章不作讨论。

最后，我们应该感谢众多研究人员为建立人群不同肌肉的剪切波弹性成像正常值所做出的努力。不同肌肉、患者和探头位置对应的值各有差异，这为临床实践或新的研究项目提供了比较参考（表5.1）[7]。

表5.1 不同肌肉的弹性成像测量值及所采用的扫查方法

	剪切波弹性成像测量值	扫查方法	来源
腓肠肌内侧头	（27.6 ± 7.3）kPa（YM）	俯卧位，踝关节被动跖屈30°，横切面	Akagi[21]
腓肠肌外侧头	（33.5 ± 6.3）kPa（YM）	俯卧位，踝关节被动跖屈30°，横切面	Akagi[21]
腓肠肌外侧头	男性：（3.134 ± 1.06）kPa；女性：（2.499 ± 1.03）kPa（SWM）	俯卧位，踝关节被动跖屈20°，纵切面	Akagi[22]
比目鱼肌	男性：（3.561 ± 0.8）kPa；女性：（2.979 ± 0.8）kPa（SWM）	俯卧位，踝关节被动跖屈20°，纵切面	Akagi[22]
股直肌	男性：（3.439 ± 0.66）kPa；女性：（3.182 ± 0.57）kPa（SWM）	仰卧位，髋膝关节伸直，踝关节下方置垫，纵切面	Akagi[22]
股直肌	8.6 kPa（SWM平均值）	仰卧位，肌肉最大自主收缩时，探头与肌纤维收缩方向一致	Bouillard[23]
股直肌	1.8 m/s（SWS）	仰卧位，放松状态，探头与肌纤维长轴方向一致，从肌纤维外侧开始扫查	Alfuraih, 2017[24]
股外侧肌	17.45 kPa（SWM平均值）	俯卧位，纵切面，肌肉最大自主收缩时	Bouillard[23]
股外侧肌	放松状态：1.7 m/s；被动伸展：1.79 m/s（SWS中位数）	仰卧位，纵切面，放松状态：膝关节伸直。被动伸展：膝关节屈曲45°	Paramalingam[25]
股外侧肌	11.9 kPa（SWM平均值）	纵切面，肌肉最大自主收缩时	Bouillard[23]
冈上肌	2.6 ± 0.3	横切面，受检者坐位，上肢放置于对侧大腿上	Rosskopf[26]
三角肌	放松状态：2.3 m/s；被动伸展：2.8 m/s（SWS中位数）	长轴，放松状态：肘关节屈曲，置于枕上。被动伸展：肘关节伸直，上肢自然下垂	Paramalingam[25]

注：YM，杨氏模量；SWM，剪切模量；SWS，剪切波速度。所有数值均来源于健康年轻成年人。

5.2 临床应用

表5.2概括了不同病变时肌肉的硬度变化。

表5.2 不同病变弹性成像表现

临床病变	硬度变化
特发性炎性肌病	降低
脑瘫	增加
杜氏肌营养不良	增加
急性肌肉撕裂	降低
亚急性肌肉撕裂	增加
慢性肌肉撕裂	正常或增加
疼痛性肌紧张	不定-增加
肌少症	早期降低-晚期增加
跖腱膜炎	降低
骨筋膜室综合征	和健侧相比增加2~9倍

5.2.1 原发性和继发性肌肉病变

在本部分中，我们将讨论一系列不同疾病，这些疾病的共同特点是累及肌肉组织，并引起多种临床相关情况。了解肌肉的生物力学可以帮助临床医师确定疾病当前的状态并指导治疗策略。

5.2.1.1 炎性肌病

特发性炎性肌病（idiopathic inflammatory myopathies，IIM）是一组罕见的获得性骨骼肌疾病，由免疫介导的肌肉损伤引起，导致肌肉纤维减少、肌无力。其包括一系列广泛的疾病，如包涵体肌炎、多发性肌炎、皮肌炎，甚至甲状腺疾病相关肌炎。然而，它们都具有共同的临床表现，如亚急性或慢性肌无力，活检显示存在免疫介导因素所致的炎性浸润。大多数特发性炎性肌病都应尽早诊断以便进行早期治愈。不同原因引起的特发性炎性肌病，诊断需要结合临床表现、实验室检查和活检[27-28]，诊断的主要目标是监测炎症负荷。研究发现弹性成像与特定的肌肉生物标志物如肌酸激酶（creatine kinase，CK）和乳酸脱氢酶（lactate dehydrogenase，LDH）水平之间有良好的相关性[29]。尽管特发性炎性肌病在亚型、临床表现和肌肉受累情况各不相同，但它们都会经历相同的组织学改变，包括炎症/水肿，随之发生的脂肪浸润，并最终导致肌肉萎缩。一些研究关注了三角肌和股外侧肌，因为它们在特发性炎性肌病中经常受累。与健康对照组相比，这些患者三角肌和股外侧肌的剪切波速度较低[25]。Song等[30]发现，在特发性炎性肌病患者的活检样本中，半定量超声弹性成像参数应变比与病理评分之间存在显著相关性。在该研究中，他们未能找到定性超声和MRI分析结果之间存在明显相关关系，并认为弹性成像技术在评估该类患者中具有额外价值，尤其是在疾病的早期阶段。此外，弹性成像的一个重要优势在于其简单无创，可用于监测该类疾病的进展情况。

5.2.1.2 杜氏肌营养不良

遗传性肌病和肌营养不良是一组具有共同遗传起源的多样性疾病，其特征为肌无力、运动发育迟缓，以及呼吸和延髓功能障碍。其中，杜氏肌营养不良是最常见的类型，在男性中发病率为1/3300[31]。在杜氏肌营养不良中，由于存在肌营养不良蛋白基因，患者的肌肉无法正常收缩。临床上表现为近端肌群无力，并在生命早期（大约5岁时）就已经明显可见。这种情况使得13岁以上患者在没有治疗的情况下无法独立行走，早期心肺受累意味着青春期出现高发病率和死亡率。受累的肌肉由于脂肪组织过度沉积造成肌肉体积变小及功能丧失，在灰阶超声上表现为肌肉萎缩及弥漫性回声增强，同时弹性成像显示硬度增加。此外，该疾病还具有特定的受累模式：主要累及臀大肌和股四头肌，而股薄肌、缝匠肌和半膜肌相对较少累及。在小腿区域，相较于后方深层及前侧肌肉，主要累及表浅的后外侧肌肉。与年龄匹配的对照组相比，在剪切波弹性成像测量值方面通常会出现增加趋势，尤其是臀大肌（平均 27 kPa，对照组为 21.9 kPa）和胫骨前肌（平均 96.8 kPa，对照组为 23.1 kPa）[32]。此外，一项研究分析了杜氏肌营养不良患者在 12 个月内剪切波弹性成像值的变化情况，结果显示，弹性成像可作为合适的监测工具[33]。

5.2.1.3 脑瘫

脑瘫是一种非进行性（并非一成不变）的运动障碍及姿势异常，与发育中胎儿或婴儿（直至 2 岁）大脑的损伤有关。它是儿童时期残疾的首要原因。每 1000 名活产婴儿中有 1.5 ~ 2.5 名患病，估计全球约有 1700 万人受其影响。尽管症状可能会因大脑损伤的不同而多样（如运动缺陷、癫痫、行为改变等），但一些最常见的并发症包括肌肉骨骼畸形和肌张力过高（痉挛、肌张力障碍和僵硬）[34-35]。脑瘫是与继发性肌肉改变相关的最常见疾病之一。研究表明，脑瘫患者具有更高的剪切模量（硬度），且相较于无脑瘫人群，其硬度的变异度也更大[36]。此外，还可观察到受影响部位严重程度不同的肌肉之间，剪切波速度存在显著差异[37]；使用弹性成像评估的肌肉硬度与根据 MAS 评分（改良 Ashworth 量表）所测得的临床表现具有相关性[38]。MAS 评分在临床上用于测量软组织被动伸展时的阻力，是评价痉挛的简易测量方法。鉴于脑瘫最常见的亚型与痉挛有关，这种情况下的目标是指导康复训练，此为治疗的基础，并需要监测 A 型肉毒毒素（botulin toxin A，BoNT-A）的治疗效果。研究已经证实：弹性成像测量注射 BoNT-A 后肌肉硬度的变化与痉挛的临床量表评分之间存在明确的相关性[39]。同样，弹性成像可用于规划最佳的治疗间隔时间，因为它能够量化治疗效果的持续时间，其效果通常维持在注射后 3 个月内（图 5.4）[40]。

5.2.2 创伤性肌肉损伤

肌肉损伤经历 3 个病理生理阶段：破坏、修复和重塑。破坏阶段发生在损伤时，根据病变的严重程度，损伤部位可能产生或不产生血肿，同时肌肉纤维与肌间隔断端之间分离。修复阶段发生在损伤后的第 2 天左右，损伤部位产生瘢痕、血管再生和肌原纤维再生。重塑阶段发生时间稍晚，瘢痕组织重组和再生的肌原纤维成熟后，肌肉功能即可得到恢复。在破坏阶段，受伤的肌肉组织由于存在血肿、肌纤维过度牵拉或撕裂，超声弹性成像可以显示损伤局部硬度降低。小的撕裂可能难以通过灰阶超声显示，然而，弹性成像可以显示软化区域从而明确撕裂诊断。在修复阶段，弹性成像显示瘢痕组织硬度增加，该区域的范围常大于在灰阶超声中所见的损伤[41-43]。此外，有学者建议如果灰阶超声中瘢痕组织附近的肌肉硬度降低，则提示预后良好（弹性螺纹征），因为存在该表现的肌肉不容易再次受伤，且在收缩时具有更好的生物力学表现（图 5.5、图 5.6）[41-42]。

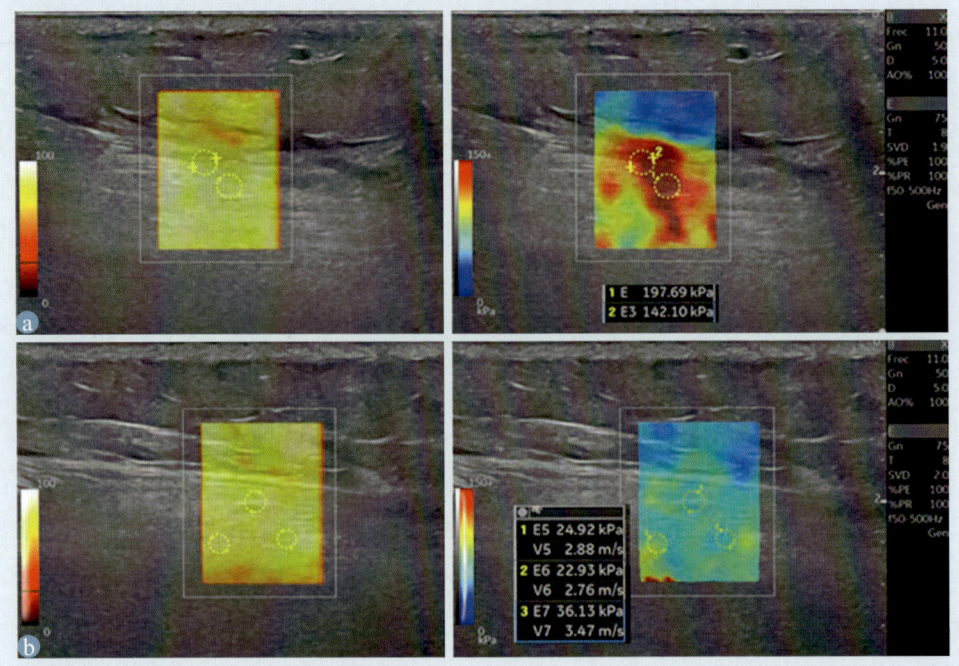

在作为弹性成像背景的B型超声图像上,腓肠肌内侧头(图a)和外侧头(图b)呈现相似的高回声。腓肠肌内侧头的剪切模量在142~197 kPa,而外侧头的剪切模量在24~36 kPa,反映出这两块肌肉不对称受累,腓肠肌内侧头的纤维化程度可能更高。需要注意的是,在健康个体中,腓肠肌外侧头更硬。

图5.4　一例成年脑瘫患者的剪切波弹性成像

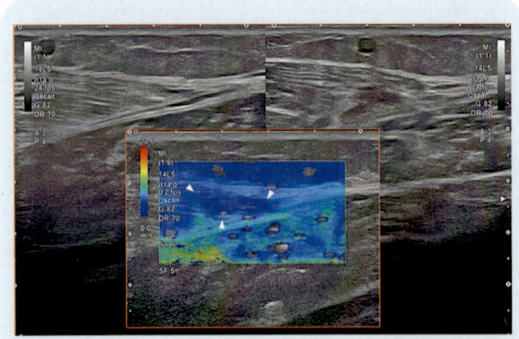

左侧灰阶超声图像显示正常,然而下方的弹性成像显示局灶性硬度减低。右侧灰阶超声图像在患者肌肉收缩时进行采集,可见一低回声区(虚线),即为撕裂,与剪切波弹性成像中显示的软化灶相吻合。

图5.5　患者在长时间运动后出现的隐匿性发作疼痛

筋膜组织,包括其他间质成分,具有黏弹性和非均匀性特征,其对生物力学的影响甚至超过肌原纤维。疏松成分在间质中充当滑动系统并产生黏性效应。此外,在正常情况下,根据筋膜附着点与关节相对位置的不同,筋膜的弹性成像表现也会有所不同。例如,在放松状态下的腓肠肌筋膜呈柔软状态,但随着踝关节背屈程度增加,其硬度逐渐显著增加[44]。这些因素需要在研究时予以考虑(图5.7)。

筋膜损伤后,其弹性成像的变化与前面所描述的肌肉损伤后变化类似。在慢性期,纤维化的组织和发生改变的疏松间质成分可能比正常组织更硬,失去滑动特性,有时会对肌肉功能产生影响,这种现象可能就是患者常称的"紧绷感"(图5.8)[45]。

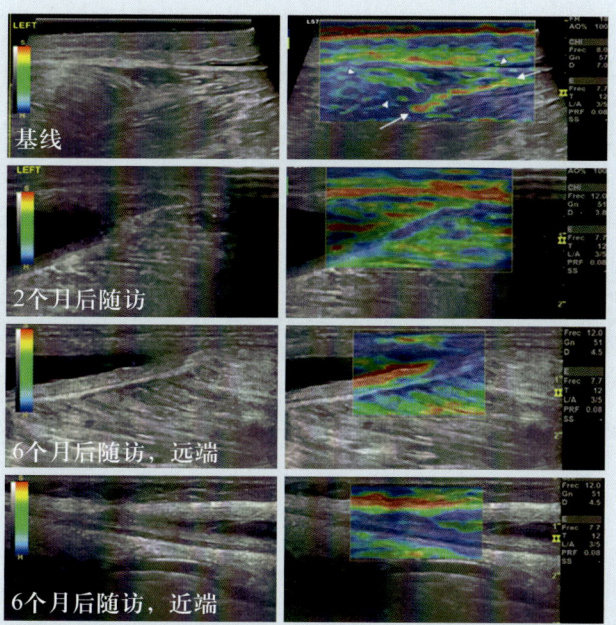

使用B型超声和应变弹性成像在腓肠肌内侧头远端进行纵切面扫查。首次检查显示远端肌肉腱膜连接处撕裂，受伤组织局部质软。注意绿色区域对应血肿和肌肉断端（三角箭头），而"红色"区域为软化的筋膜（箭头）。2个月后随访检查，显示较大的血肿通过肌筋膜连接处向近端延伸，还检测到深静脉血栓（未提供超声图像）。弹性成像显示肌肉腱膜连接处质软，表明瘢痕尚未成熟。6个月后再次随访，患者仍有轻微症状，血肿显著减小，但瘢痕形成不完整且不均匀。在远端，瘢痕存在质软区域，而深层肌肉则较硬。在近端，筋膜瘢痕的硬度与正常筋膜相当，深层肌肉硬度正常。

图 5.6　腓肠肌内侧头运动损伤（也称"网球腿"）的演变过程

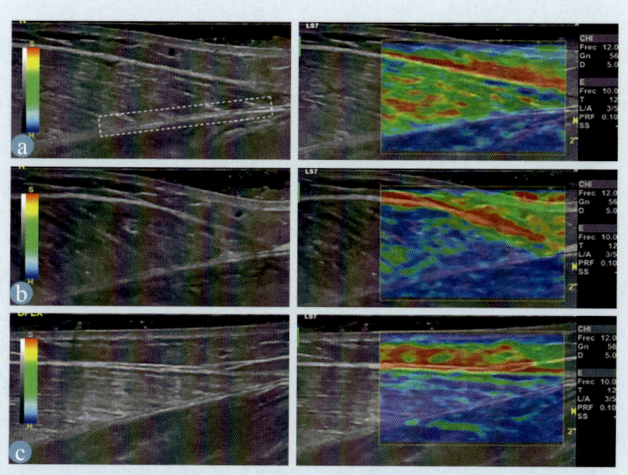

a. 放松状态；b. 主动收缩；c. 踝关节背屈。左列为B型超声图像，右列为应变弹性图。虚线框内为腓肠肌内侧头的深筋膜。在放松状态下，筋膜呈现中等硬度（绿色），而在主动收缩和踝关节背屈时，肌肉和筋膜的硬度均增加（蓝色）。

图 5.7　腓肠肌筋膜在不同关节位置下的弹性变化

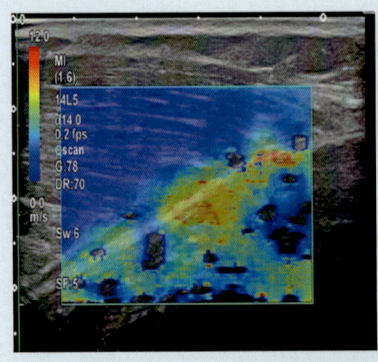 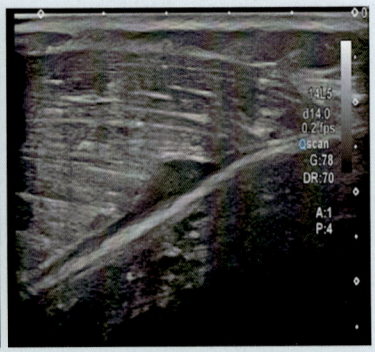

B型超声显示非特异性的低回声区。剪切波弹性成像显示肌肉腱膜连接处存在质硬的瘢痕组织，表明瘢痕成熟。然而，比目鱼肌的硬度也出现增加。与预后良好的"弹性螺纹征"相反，这个现象表明本例患者腱膜的生物力学尚未完全恢复。

图 5.8　既往有网球腿损伤患者的超声随访

神经末梢贯穿间质。神经肌肉系统接收感觉信息的反馈，持续监测肌肉纤维的长度和收缩速度，从而维持肌张力，并在收缩和放松阶段持续保持对拉伸变化的敏感性。当肌肉反应系统受损时，运动神经元的过度兴奋可导致痉挛性肌张力过高[6]。此外，损伤后间质滑动特性的改变可能使内部伤害性感受器在肌肉工作时发生异常移动，机体将这种异常误解为疼痛[45]。

在重返运动的时间方面，目标是在重新开始运动练习之前实现肌肉功能的恢复。基于MRI检查结果和病历记录，先前的研究显示小腿受伤的恢复时间在几天到7周之间[46-47]。这种时间跨度较大的结果可能是因为研究涵盖病种的异质性，同时纳入了纯肌肉损伤和肌肉肌腱连接处的损伤，后者已知需要更长的修复时间[48]。Yoshida等[49]发现，小腿肌肉肌腱连接处的损伤往往在8~12周恢复其正常硬度，比先前报道的时间要长。该研究成果未来可能应用于通过弹性成像监测肌肉肌腱连接处损伤的愈合过程，以指导最佳的重返运动时间，从而避免潜在再次损伤。

研究者通过动物实验探究了钝性创伤对肌肉硬度的影响，剪切波弹性成像显示创伤后肌肉硬度会短暂增加，这与胶原蛋白纤维（纤维化）增加有关。同时发现未治疗组的纤维化程度高于治疗组。因此，弹性成像可用于显示钝性创伤后的组织改变，以及恢复阶段的组织改变，并监测其对治疗的反应[50]。

在延迟性肌肉酸痛（delayed onset muscle soreness，DOMS）患者中使用剪切波弹性成像的文献研究有限。延迟性肌肉酸痛是一种由过度运动引起的暂时性肌肉损伤。迄今为止，超声弹性成像似乎在这个领域没有实际的应用。在控制条件下剧烈运动后肌肉硬度短暂增加[51-53]。然而，Agten等观察到的受影响肌肉硬度增加与临床症状之间没有相关性，也没有发现作为参照的定量MRI参数与疼痛存在显著相关性[53]。

5.2.3　痛性肌肉异常

局部肌筋膜疼痛是一种临床综合征，

其特征是疼痛与触发点相关[54]。尽管其确切的病因尚不完全清楚，但似乎与特定肌肉带（紧束带）的长期自发收缩有关，这种收缩会导致受影响的肌肉缺血，进而激活痛觉感受器并产生疼痛，形成恶性循环。治疗的主要目标是阻止这个循环。既往的研究表明了如何利用超声检测到这些触发点，即在声像图上表现为圆形低回声区，且其内部回声也会发生改变[55]。如今，用剪切波弹性成像作为辅助工具，我们还可以测量这些触发点的硬度。如 Ertekin 等[56]的研究所示，剪切波弹性成像是检出潜在触发点的合适方法，并指出在临床上这些潜在触发点可能从无症状转变为激活并带来症状[57]。此外，物理治疗被认为是最有效的治疗方法，超声能够监测其治疗效果，在治疗 4 周后，超声能够显示出伴随临床症状改善后的肌肉硬度显著降低。然而对于该方面的文献相对有限，Valera-Calero 等[58]的研究也没有发现通过剪切波弹性成像测量的肌肉硬度与临床严重程度标志物之间的显著相关性，尽管他们发现触发点及其余受影响的肌肉硬度增加。这些结果意味着，在实际应用中仍需要更多的研究来证实触发点和肌肉硬度增加是否具备在痛性肌肉异常的临床应用中存在价值。

此外，弹性成像可用于显示肌肉紧张，这是一种在日常临床实践中常见的疼痛综合征。已有一些研究涉及该问题，虽然这些研究采用的测量方法存在差异，但迄今为止的研究结果仍不一致，有些显示疼痛区域的硬度增加，而有些则显示硬度减少。不过，在颈痛和背痛中硬度和疼痛之间的这种关系似乎更为恒定，其中使用应变弹性成像可以很容易地观察到肌肉硬度增加（图 5.9）[59]。将来可以利用这种方法指导治疗并随访其效果。

5.2.4 急性骨筋膜室综合征

急性骨筋膜室综合征（acute compartment syndrome，ACS）是一种骨科急症，由封闭的骨筋膜室内间质压力，即筋膜室内压力（intracompartmental pressure，ICP）增加所导致，通常影响四肢。骨筋膜室综合征的病因很多，如骨折或压迫性损伤引起的组织缺氧。如果不及时治疗，则可能会有严重后果，如肌肉坏死、肢体功能障碍、截肢和死亡[60]。本病诊断困难，通常需要结合临床表现和侵袭性的方法，如 Whitesides 针筋膜室测压[61]。Zhang 等[62]发现，剪切波弹性成像在评估筋膜室内压力方面具备潜力，他们在其研究中发现不同原因引起疑似急性骨筋膜室综合征的患者肌肉硬度显著增加。与健侧相比，接受筋膜切开术治疗的患者患侧肢体杨氏模量增加了数倍（2～9.74 倍）。在撰写本章时，仍有一些关于急性骨筋膜室综合征的研究正在进行，但尚未公布结果。我们期待这些研究能够支持上述结论，并使得剪切波弹性成像在这类病例中发挥更重要的作用，为急性骨筋膜室综合征的诊断和治疗提供指导。

5.2.5 足底筋膜炎

足底筋膜炎是一种自限性疾病，但会影响生活质量。患者足跟在承载重量时，会出现疼痛，尤其在不负重一段时间后会更加明显。它是非外伤性足跟疼痛的最常见原因之一，是多种因素导致跟骨附着处足底筋膜退变所引起。通常可通过临床病史和体格检查来明确诊断,然而超声检查可以帮助确认诊断并引导微创治疗[63-65]。如 Wu 等[66]最近发表的荟萃分析所述,足底筋膜炎患者的足底筋膜硬度明显低于无症状者(图 5.10),这一特征在应变弹性成像或是剪切波弹性成像中都可以得到证实,但这一特征对于足底筋膜炎患者诊断和治疗的价值有待进一步评估。

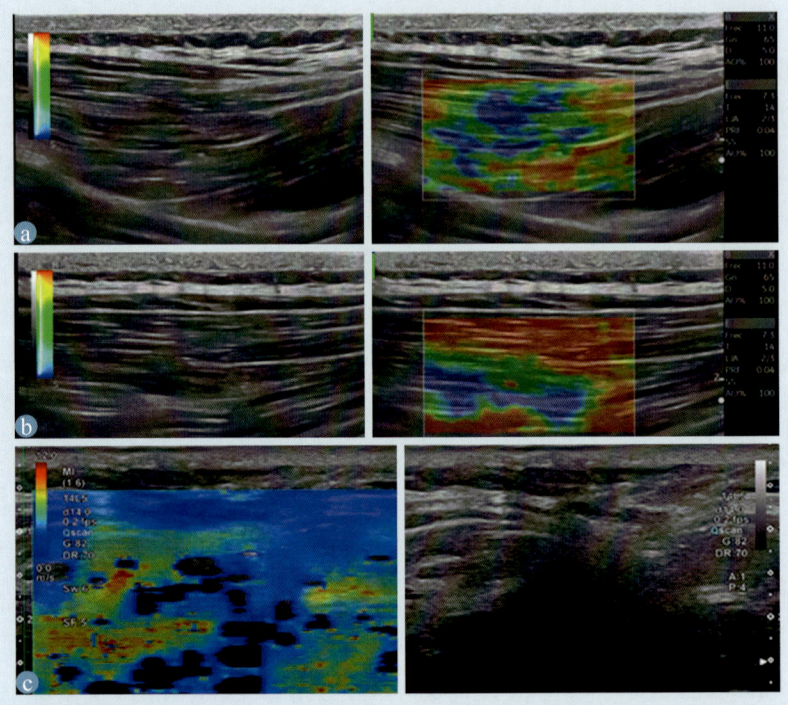

a、b. 一名急性腰背痛患者的声像图;a. 左侧腰方肌的纵切面图像,包括 B 型超声图像和相应的应变弹性图,肌肉弹性图正常;b. 有症状的右侧腰方肌,其硬度弥漫性增加;c. 另一名左颈部疼痛的患者,横切面剪切波弹性图显示左侧多裂肌硬度弥漫性增加。

图 5.9　疼痛性肌肉紧张的病例

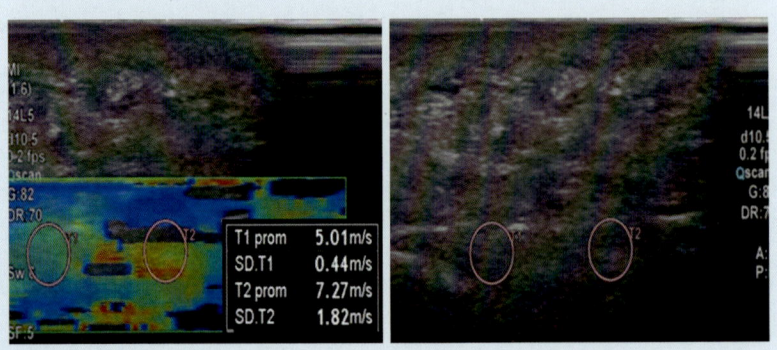

足底筋膜厚度测值处于正常值上限,因此诊断足底筋膜炎的依据不够充分,但剪切波弹性成像显示其止点硬度与远端部分相比显著降低,增加了诊断足底筋膜炎的信心。

图 5.10　临床怀疑足底筋膜炎的患者,足底筋膜中央纤维在跟骨止点处的纵断面声像图

5.2.6 肌少症

肌少症是由欧洲老年肌少症工作组（European Working Group on Sarcopenia in Older People，EWGSOP）定义的一种综合征，其特征是骨骼肌质量和力量的进行性、全身性丧失，可能导致身体残疾、跌倒、骨折、生活质量差和死亡等不良后果[67-68]。本病患病率不断增加，在80岁以上人群中发病率高达50%[69]。肌肉参数的变化最早可能在25岁时便开始发生，但在60岁以后，肌肉的质量、数量和所产生的力量显著下降。诊断肌少症依赖于肌肉力量减弱及肌肉数量或质量的降低。当同时存在体能下降时被认为是较为严重的情况[69]。从影像学的角度来看，通过双能X射线吸收法（dual X-ray absorptiometry，DXA）、CT、MRI和超声可以诊断出肌量减少[70]。双能X射线吸收法可能是被广泛认可的确定肌少症的成像方法，因为其诊断的截断值在临床实践中得到验证。双能X射线吸收法的局限性在于当肌肉存在脂肪变性时，对肌肉质量的评估不准确，并且可能会在患有心衰、肾衰和肝衰等细胞外水积聚的患者中产生测量偏差。这是因为双能X射线吸收法无法区分水和瘦体重（译者注：即去脂体重，由身体细胞重量、细胞外水分和去脂的固体部分组成，主要成分是骨骼、肌肉等），而这恰恰是估计体内非脂肪/非骨组织量的关键参数[71-72]。CT在许多研究中已成为测量肌肉量的常用工具。它通过评估肌肉的横截面积来衡量其数量，并通过肌肉密度来判断其质量，从而能够识别肌肉在面积和密度上的异常减少。然而，CT存在电离辐射的缺点，在某些临床情境下无法使用，并且无法在患者床旁进行检查。由于MRI能够使用半定量和定量序列评估肌肉的质量和数量，且无辐射暴露，因此也是一种有前景的影像学方法，可用于确定诊断肌少症。然而，目前MRI仅限于研究条件下使用，并存在无法在床旁检查的局限性。同时，MRI采集时间长、缺乏截断值和标准化检查流程[70]。超声检查能够探测到肌肉数量和质量的减少，表现为肌肉体积缩小、回声增强（反映脂肪浸润），以及羽状角和肌束长度的变化。超声剪切波弹性成像已被提议作为测量肌肉质量的额外方法。研究者发现，在发生肩袖断裂并伴随肌肉退变时，由于不同程度的脂肪浸润，肌肉的硬度先降低，直到其完全被浸润并出现萎缩时硬度增加[26]。尽管肌肉硬度与衰老之间的关系尚不完全清楚，但研究表明老年人肌肉更硬[14]。不同研究的结果存在较大差异，可能是由于不同的技术、不同的研究肌肉、研究对象不同的活动水平，以及不同的年龄因素所致。超声和剪切波弹性成像在评估肌少症方面的应用具有前景，因为它们可能克服CT和MRI存在的一些缺点，如辐射风险、高成本和检查时间长等问题；但迄今为止，与CT和MRI一样，仍缺乏可靠且经过验证的截断值，这限制了其在临床实践中的应用[70,73]。

5.3 局限性

与其他诊断方法一样，弹性成像在对肌肉组织进行评估时也存在一些特定的局限性，应提前了解并遵循扫查技术方面的建议以尽量规避这些局限性[74]。

剪切波弹性成像测量结果可能因超声品牌的不同而存在差异。尽管这些差异很小,但目前尚不清楚其是否具有临床相关性[24,75]。在对患者进行随访或研究时,请使用相同的设备以避免这种差异。

对皮肤过度加压可能会增加所检测肌肉的硬度。故在扫查时,应尽可能施加最小的压力[76]。

由于扫查角度,测量存在一定变化。通过在纵切面上进行硬度测量可以获得最佳的可重复性[24],且与肌肉纤维方向的成角应小于30°[77]。

剧烈运动会暂时增加肌肉硬度。因此,如果要进行检查的患者刚刚进行过运动,请在剧烈运动后等待至少48小时,此时肌肉硬度才会恢复到基线水平[78]。

较小的感兴趣区会增加剪切波弹性成像测量结果的变异性。研究发现,使用中等大小的感兴趣区(定义为面积为75 mm²)可以提高观察者内一致性[24]。

对位于凸起的骨表面软组织进行硬度测量时,其测值可能受伪像干扰引起硬度变化。为避免伪像的出现,建议改变探头位置并选择骨性表面不凸起的扫查区域或远离伪像带(反射走廊)进行测量[79]。

与灰阶超声一样,随着所要评估组织位置的深度增加,超声/剪切波会出现更多衰减。在扫描深度小于4 cm的组织时可获得最佳结果[16]。实际上,在皮下组织较厚的患者中,弹性成像可能无法测量到肌肉(图5.11)。

超声弹性成像具有操作者依赖性,并且存在可重复性差的风险[18]。为了保持检查的一致性,建议进行3~5次测量并取平均值。熟能生巧:对于有经验的操作者,其观察者内一致性更高[8]。

超声弹性成像受到"蛋壳效应"的影响,即感兴趣区周围存在较硬组织时,导致压缩波难以穿透[79]。在可能的情况下,尽可能避免在骨性结构周围进行检查。

患者或探头在检查过程中发生移动会导致不可靠的结果。尝试在稳定的位置进行扫查,并进行3~5次测量,以发现可能的运动伪像[79]。

确保患者和探头之间没有气泡,因为气泡可能会导致硬度明显增加(图5.12)。

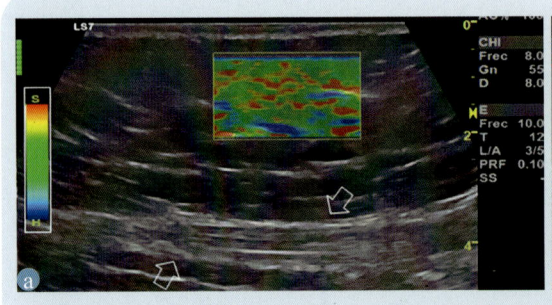 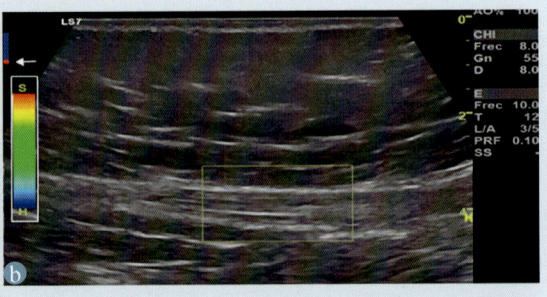

a. 皮下脂肪的应变弹性成像;b. 距离皮肤表面约3.5 cm的腹直肌(对应图A空箭头)的应变弹性成像。请注意,图像质量感受器提示取样不良(箭头),且弹性图像未显示(空框)。

图5.11 皮下组织较厚导致无法进行弹性成像,这是对一名肥胖患者进行腹壁超声检查的结果

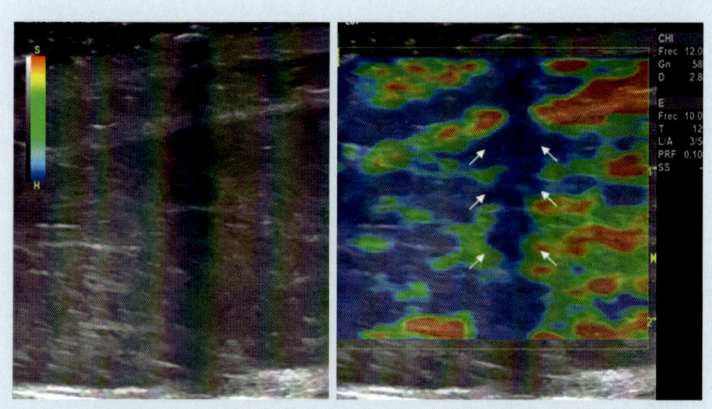

请注意 B 型超声上的声影及弹性图像中硬度增加的条带（箭头）。

图 5.12　探头与皮肤之间的气泡所产生的伪像

5.4　总结与展望

正如本章所示，在多种情况下，超声弹性成像具有巨大的临床应用潜力，并将迅速在各种超声诊断设备中内置应用。此外，其结果具有可重复性。然而，弹性成像仍需进一步发展。当前文献存在一个局限性，即缺乏建立正常值的大型研究，这限制了该技术在日常临床工作中的可行性。为实现这一目标，必须进行标准化，并同时考虑到超声医师的知识储备和经验、患者体位、超声的探头位置、受检者之前的体育活动状况、具体评估的肌肉及测量单位等因素。下一步的研究应将弹性成像置于具体的疾病背景下，评估其测量结果如何影响治疗或判断预后，并根据这些研究结果将弹性成像纳入临床指南中。

（薛恒　栾好梅　刘士榕　付佳）

参考文献

第六章

外周神经

Mohamed Abdelmohsen Bedewi

6.1 引言

剪切波弹性成像已被应用于肌肉骨骼系统。大多数研究都聚焦于肌腱和肌肉，但也有少部分研究针对外周神经[1]。外周神经的基本组成部分为轴突，轴突外被覆着由结缔组织构成的神经内膜，多个轴突通过神经束膜包裹在一起形成神经束。这些神经束被神经外膜包裹，神经外膜上存在血管、成纤维细胞和胶原纤维。这种复杂的解剖结构增强了外周神经的黏弹性和抵抗能力，从而保护它们免受机械损伤[2]。研究神经的力学特性旨在能更好地评估神经损伤情况[3]。电生理检查被认为是诊断外周神经疾病的可靠方法，因为它们提供了有关神经元功能状态的信息。然而，除了无法准确定位之外，在进行电生理检查时需要刺入细针会引起疼痛，操作耗时较长，并且假阴性结果发生率较高[4]。此外，电生理诊断仅对粗大神经纤维的评估有效，小神经纤维的髓鞘含量减少，导致电传导速度减慢[5]。MRI 是一种有用的影像学诊断方法，可以很好地显示外周神经的断层解剖结构，并可区分正常神经与受损神经。脂肪抑制 T_2WI 可以显示外周神经的损伤部位，表现为高信号。随着神经再生，神经将恢复为等信号。弥散张量成像是一种跟踪水分子扩散的技术，能更好地区分正常神经与受损神经。在神经损伤时，水分子表现为正交扩散，而正常神经则具有线性结构，水分子表现为各向异性扩散模式。尽管 MRI 是一种无创技术，但其费时且昂贵。此外，幽闭恐惧症的患者也无法耐受[6-8]。使用现代高分辨率超声能够获取详细的神经解剖信息，可以识别外周神经的结构改变，尤其是表浅位置的神经。长期以来，多普勒和常规超声作为一些外周神经疾病的初步检查方法，为电生理检查和临床表型分析提供了补充信息[9-10]。常规超声的一个缺点是无法准确描述急性/慢性疾病病程中神经束结构和回声的变化，限制了其在初步诊断和随访中的作用[11]。外周神经疾病可导致其生物力学特征发生变化[12]。因此，任何外周神经弹性（柔软度）的变化都可能反映潜在的病理生理学改变[13]。引入超声弹性成像，通过评估神经的弹性/硬度，能够更好地评估和识别组织异常。

目前，利用超声测量组织弹性的方法主要有两种：一种是应变弹性成像，通过施加轻微压力脉冲来评估组织硬度。应变弹性成像可以对组织硬度进行半定量和定性评价。该方法的一个主要缺点是技术上存在操作者依赖性，无法进行标准化测量。相比之下，剪切波弹性成像是一种操作者依赖性较小的测量方法，在无须手持探头加压操作的情况下，以 kPa 或 m/s 为单位客观地显示并记录组织的绝对硬度。剪切波弹性成像能够给出定量的结果，并具有可重复性[14-16]。尽管神经束膜质地相对强韧，但仍具有一定的弹性，在正常情况下，它可通过维持神经内部压力来保持稳定。当发生肿胀时，水肿会增加神经元内部的压力，使神经变得更加僵硬同时合并血供受阻[17]。本章将讨论外周神经剪切波弹性成像，由于探头发出的激励脉冲是标准化且均匀的，因此我们认为相较于应变弹性成像，剪切波弹性成像具备更多优势。

6.2 影响外周神经剪切波弹性成像测量准确性的因素

为使外周神经弹性成像测量更加精确，首先需考虑到干扰因素和技术限制。

6.2.1 获取深度和探头方向

使用不同类型超声设备的探头可能导致不同的弹性成像测量结果[18-19]。测量时，探头的方向会影响剪切波弹性成像测量值。在长轴切面上获得的测量值高于短轴方向上的值[20]。外周神经具有各向异性、异质性，以及与周围组织之间有明确边界等特征，这给组织弹性测量带来了挑战，因为杨氏模量是基于组织的各向同性进行计算的。这使得硬度计算对探头的方向非常敏感[18,21-24]。

6.2.2 周围解剖及与骨的相对关系

由于剪切波传播的不均匀性，会导致靠近硬结构（如骨）的组织硬度发生变化[25-26]。尽管无法改变与骨的位置关系，但可通过调整患者体位和探头位置来减少这种影响[21]。含液性周围结构（如囊肿、动脉和静脉）的存在也可能对剪切波弹性成像值产生影响[18]。肌腱韧带结构也可能导致弹性测量出现偏差。因此，我们建议将感兴趣区的直径限制在 2 mm 以内，该范围适用于大多数外周神经。当感兴趣区直径超过 2 mm 时，测量的准确性会降低。

6.2.3 肢体位置

在松弛状态下，神经束的排列并不笔直。当张力增加时，神经会被拉直，从而导致结构上的变化及相应剪切波速度的改变。我们已经知道神经通过拉伸来适应不同的肢体位置，随着拉伸程度的增加，其硬度和剪切波速度也随之增加[1]。研究发现，由痉挛引起的慢性关节屈曲会减少神经的神经横截面积（cross sectional area，CSA），同时还会增加神经的硬度[27]。

6.2.4 米/秒或千帕值

外周神经结构复杂，具有多层次的组织结构，且具有各向异性。因此，通过杨氏模量计算得到的剪切波值同样存在异质性问题，准确度较低[14]。目前的超声系统中，可以使用杨氏模量（单位为 kPa）或剪切波速度（单位为 m/s）来进行剪切波弹性成像计算。尽管大多数研究采用 kPa 作为单位，但以 m/s 为单位计算的剪切波速度被认为是更准确的方法，因为在包括外周神经在内的异质性组织中，kPa 值测量结果可信度较低[22,28]。

6.3 上肢神经

6.3.1 正中神经

腕关节的腕管是上肢压迫性神经病变最常见的发生部位。当发生病变时，神经元内压力增加，并伴有水肿和供血动脉受压的表现，进而导致顺应性下降，甚至出现脱髓鞘。最终结果将会成为结缔组织替代、纤维化和轴突萎缩。腕管综合征（carpal tunnel syndrome，CTS）时，神经的血液灌注因腕管压力的增加而发生改变。其病因可能多方面，一部分与创伤相关，另一部分与慢性疾病相关[29]。通过剪切波弹性成像可以发现腕管综合征患者正中神经硬度高于正常人。Kantraci 等提出了腕关节水平正中神经的正常弹性临界值为 40 kPa[30]。对于健康对照组而言，弹性值的正常合理范围是 32～42 kPa。在诊断为腕管综合征的患者中，测得弹性值为 66.7～100 kPa。

鉴于诊断的临界值存在变异，在诊断腕管综合征时建议使用腕部与前臂的比值会更为准确，其中患者和对照组的比值分别为2.1 和 1[31]。值得注意的是，腕管综合征治疗后正中神经的硬度会降低[32]。这种神经硬度的改善早于神经形态学改变，提示在评价神经恢复时，剪切波弹性成像可能是一个比测量神经横截面积更为敏感的指标（图 6.1）[33]。

6.3.2 尺神经

肘部尺神经卡压是上肢第二常见的神经病变。该部位神经病变的发生率高，这主要归因于其位置表浅，容易反复受到刺激，尤其是运动员[34]。当尺神经受压时，肘管内压力增高，伴有肿胀、血管受压和炎症反应，最终导致纤维化[35]。关于肘管处尺神经的平均硬度，不同研究者之间存在一些差异。Paluch 等报道肘管处尺神经的平均硬度为 33.1 kPa。有趣的是，同一研究组也报道了前臂段尺神经的平均硬度为 49 kPa[36-37]。Cornelson 等则报道了肘管处尺神经较低的硬度（11.2 kPa）[38]。尺神经病变患者的平均剪切波弹性成像硬度为 96.38 kPa，并且他们在肘管处显示出比前臂中部（2.7∶1）和前臂远端（2.8∶1）更高的硬度值[36]。与对照组（49 kPa）相比，腕尺管处尺神经卡压患者也显示出较高的硬度值（99.41 kPa）（图 6.2、图 6.3）[37]。

6.3.3 桡神经

一项研究显示，健康个体的桡神经平均硬度在短轴切面为 30.3 kPa，在长轴切面为 34.9 kPa[20]。弹性值的差异可能与神经在长轴切面上靠近肱骨有关。Bhatalgia 等对一例桡神经鞘瘤进行了研究，发现其弹性值为 24～30 kPa，提示该病变为良性（图 6.4、图 6.5）[39]。

6.4 下肢神经

6.4.1 胫神经

坐骨神经是人体最大的神经，胫神经是其远端的粗大分支。通过神经传导研究（nerve conduction study，NCS）评估胫神经被认为是诊断糖尿病多发神经病变（diabetic polyneuropathy，DPN）的主要方法。

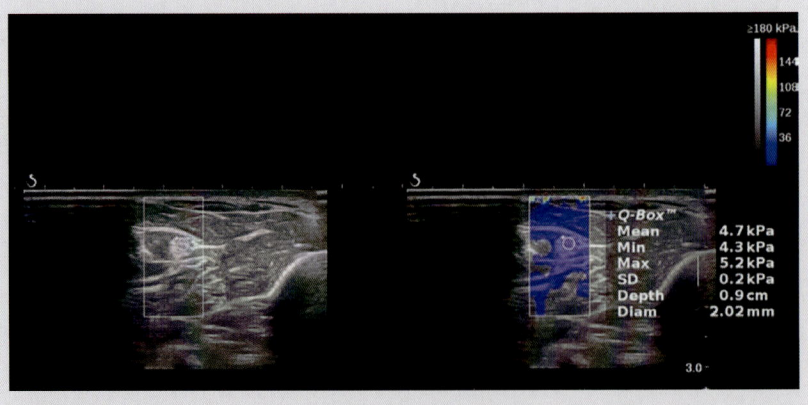

图 6.1　前臂中部正中神经短轴切面的剪切波弹性成像图，显示最小、最大和平均硬度值（单位为 kPa）

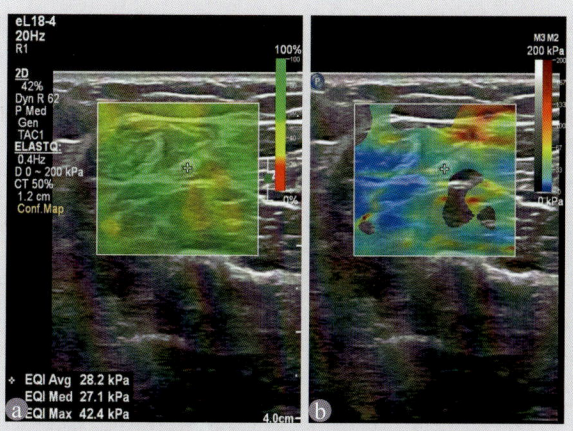

a. 质控图；b. 彩色标尺图。

图 6.2　尺神经短轴切面的剪切波弹性成像，用于测量硬度（单位为 kPa）

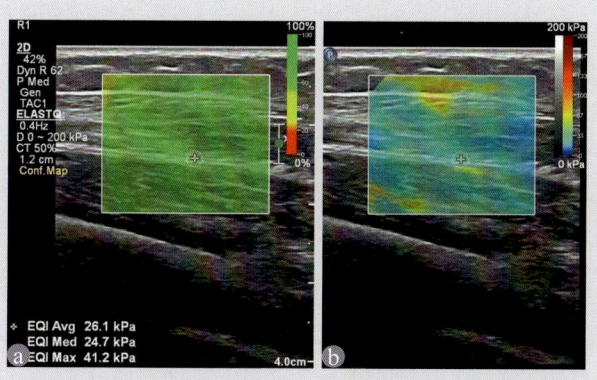

a. 质控图；b. 彩色标尺图。

图 6.3　尺神经长轴切面的剪切波弹性成像，用于测量硬度（单位为 kPa）

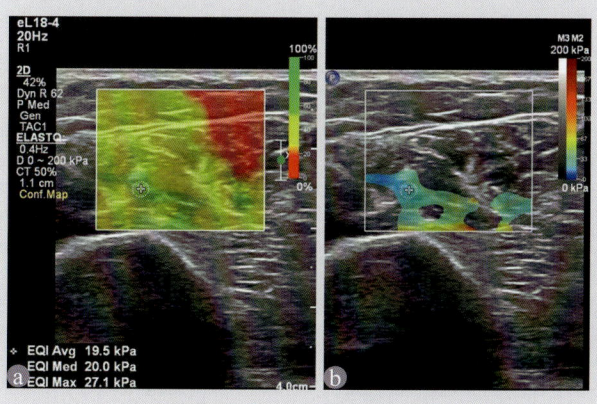

a. 质控图；b. 彩色标尺图。

图 6.4　桡神经短轴切面的剪切波弹性成像，用于测量硬度（单位为 kPa）

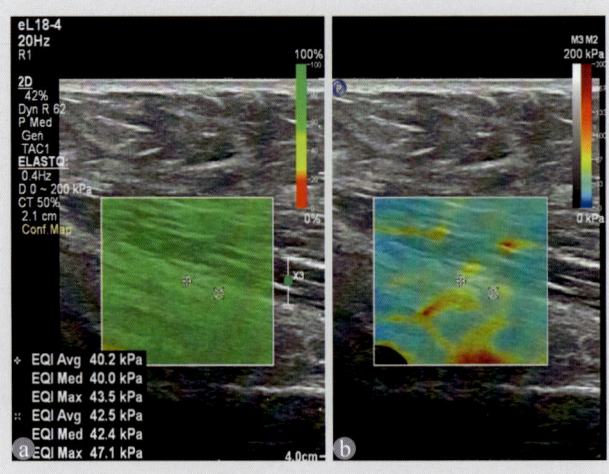

a. 质控图；b. 彩色标尺图。
图 6.5　桡神经长轴切面的剪切波弹性成像，用于测量硬度（单位为 kPa）

根据多位研究者的报道，正常胫神经的平均硬度为 26~32 kPa[17,40-41]。使用剪切波弹性成像测量发现，与健康人群相比，糖尿病合并糖尿病多发神经病变的患者胫神经更硬。即使是没有糖尿病多发神经病变的糖尿病患者，其胫神经硬度也高于健康人群。此外，对于具有糖尿病多发神经病变临床表现但神经传导研究结果阴性的患者，其胫神经硬度也增加了。硬度增加与神经病变的程度成正比[18,41]。根据 Dikici 等的研究，在轻度和重度糖尿病神经病变患者中，胫神经硬度分别为 59 kPa 和 81 kPa[17]。以上信息提示，剪切波弹性成像在发现亚临床糖尿病多发神经病变中具有潜在价值，并可通过一系列随访来评估该项技术在判断疾病进展情况方面所起到的作用（图 6.6~图 6.8）。

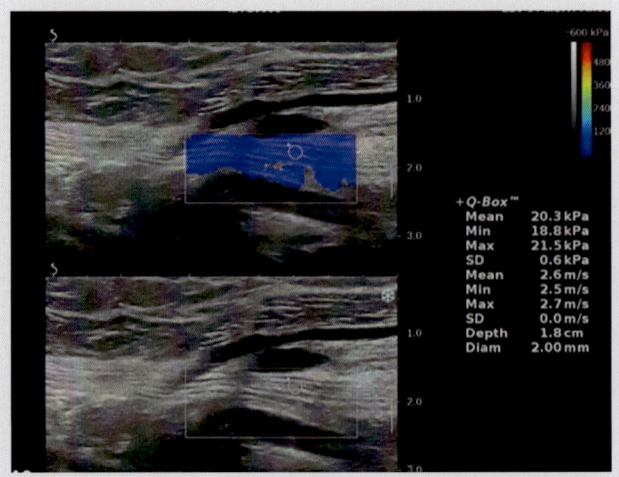

图 6.6　胫神经长轴切面的剪切波弹性成像（译者注：原文为短轴切面，属于笔误），显示硬度彩色编码图像及最小、最大和平均硬度值（单位为 kPa）

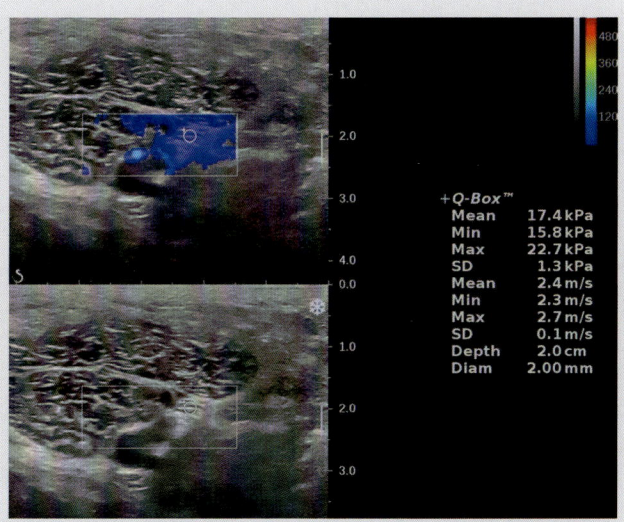

图 6.7 胫神经短轴切面的剪切波弹性成像（译者注：原文为长轴切面，属于笔误），显示硬度彩色编码图像及最小、最大和平均硬度值（单位为 kPa）

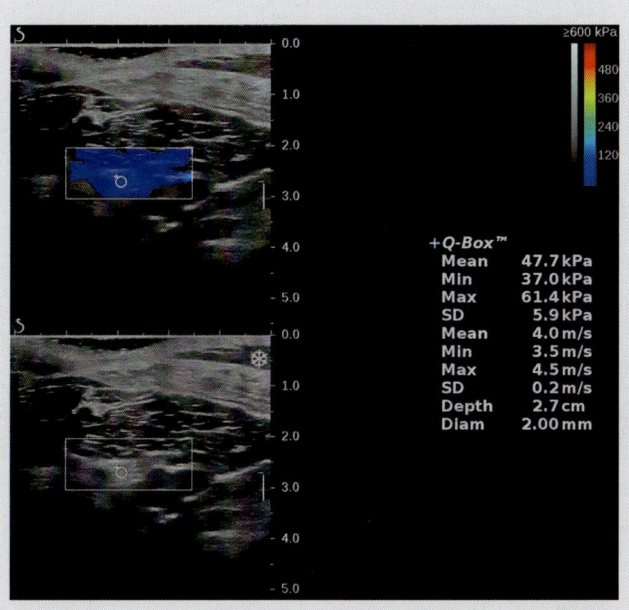

图 6.8 一名 2 型糖尿病患者胫神经短轴切面的剪切波弹性成像，可见其硬度增高（47.7 kPa）

6.4.2 腓总神经

腓总神经是下肢的重要神经之一，由于其位置表浅而易受损伤。腓总神经易于受到石膏或腱鞘囊肿等占位性病变的慢性刺激和压迫。Chen 等报道了腓总神经的平均硬度为 17.2 kPa。另一研究团队的研究结果显示，腓总神经在长轴切面的平均硬度为 35 kPa，在短轴切面为 22.5 kPa[42-43]。Cantisani 等对腓总神经鞘瘤进行了研究，发现其硬度高于周围组织（图 6.9、图 6.10）[44]。

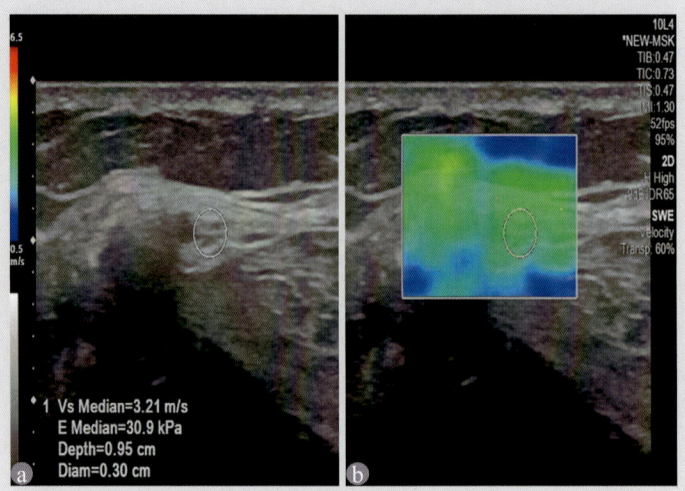

a. 同时显示了以 kPa 和 m/s 为单位的两种硬度值；b. 彩色编码图。

图 6.9 腓总神经短轴切面的剪切波弹性成像

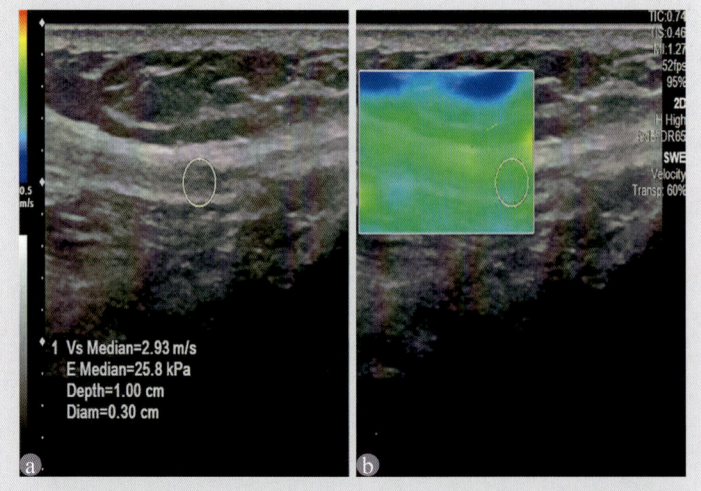

a. 同时显示了以 kPa 和 m/s 为单位的两种硬度值；b. 彩色编码图。

图 6.10 腓总神经长轴切面的剪切波弹性成像

6.5 臂丛神经

臂丛神经周围的解剖结构（尤其是血管结构）复杂，加之斜角肌的解剖变异时有发生，这使得臂丛神经的剪切波弹性成像检查具有一定挑战性。另外，该区域的神经根缺乏典型的束状结构，因此经验不足的检查者很难识别它们。现有的研究结果表明，$C_5 \sim C_7$ 臂丛神经根硬度为 13～16 kPa[45-46]。Gurun 等发现，与对照组相比，多发性硬化患者的 C_5 和 C_6 神经根硬度增加[47]。Kultur 等发现，乳腺恶性肿瘤患者接受放疗后，其臂丛神经的硬度增高（图 6.11）[48]。

表 6.1 总结了不同临床情况下，神经弹性成像的研究结果。

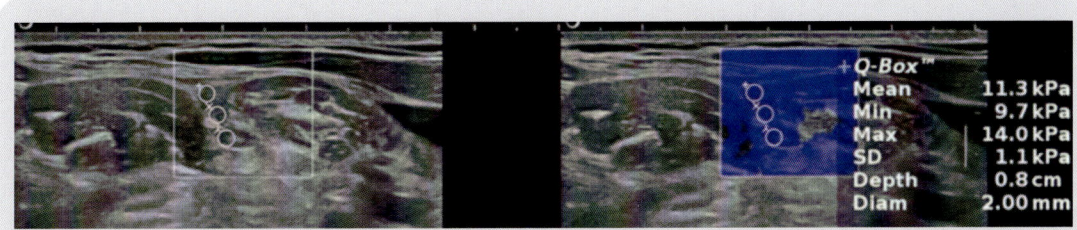

图 6.11　臂丛神经根肌间沟处短轴切面的剪切波弹性成像，显示硬度彩色编码图像及最小、最大和平均硬度值（单位为 kPa）

表 6.1　不同外周神经病变时剪切波弹性成像硬度的研究结果总结

疾病	硬度变化
糖尿病神经病变	增高
糖尿病患者未出现神经病变	增高
腕管综合征	增高
尺神经病变	增高
神经纤维瘤病	降低
麻风病	增高
肢端肥大症	增高
系统性硬化病	增高
神经鞘瘤	不确定

6.6　外周神经剪切波弹性成像的新进展

近期研究结果显示，肢端肥大症、系统性硬化病和麻风病患者正中神经的硬度增高[49-51]。Staber 等提出了剪切波弹性成像在神经纤维瘤病中的作用，有趣的是，他们发现与健康对照组相比，这些患者的神经硬度较低[52]。除了在神经恢复的评价中发挥作用外，剪切波弹性成像还有望用于指导神经周围的水分离操作。这是通过识别与瘢痕组织相关的神经卡压区域来实现的。在相关情况下，纤维瘢痕组织会导致神经周围发生扭曲和粘连，而这些改变很难通过常规超声识别。对于复杂的术后病例，剪切波弹性成像可识别出导致神经受压的与瘢痕相关的质硬组织[53-54]。Karakaya 等对坐骨神经阻滞后的硬度进行了评估，并提出通过剪切波弹性成像测量局部麻醉剂注入前后坐骨神经的硬度可以为该类型神经阻滞成功与否提供定量信息[55]。

6.7　总结

剪切波弹性成像作为一种有前景的诊断工具，在外周神经的评估中越来越受欢迎。我们相信，它可以作为电生理诊断手段和临床表型分析的补充手段，但仍需进行更多设计严谨的研究以提高测量结果的有效性和可靠性。

（刘畅　崔晨　孟颖　裴茜茜　葛喜凤）

参考文献

第七章

风湿及关节疾病

Irene Carrión Barberà，Salvatore Marsico，
María Pumar Pérez，Albert Solano，
Tarek Carlos Salman Monte

7.1 引言

超声是一种广泛应用于肌肉骨骼疾病患者的影像技术，可用于检测各种炎症征象[1]。目前，诊断滑膜炎最常用的影像学方法是能量多普勒超声[1-2]和 MRI。后者正逐步成为诊断肌肉骨骼系统炎症病变的潜在有用工具[3]。

2017 年，类风湿性关节炎临床试验超声疗效评估标准（Outcome Measures in Rheumatoid Arthritis Clinical Trials Ultrasound，OMERACT US）工作组发布了一个联合评分系统，该系统同时使用了灰阶和能量多普勒超声对类风湿性关节炎（rheumatoid arthritis，RA）进行评估[4]。

2021 年，欧洲抗风湿病联盟（European League Against Rheumatism，EULAR）提出了关于肌肉骨骼疾病超声检查报告的建议。该建议详细介绍了超声检查的各种模式，并首次提出了弹性成像技术[5]。

2020 年，一篇关于弹性成像的文章指出[6]，自多普勒超声成像技术问世以来，弹性成像被视为超声技术中最重要的进展。

本章我们回顾了弹性成像技术在炎症和风湿病领域中的主要应用，并探讨了该领域最令人感兴趣的发展前景。

7.2 De Quervain 肌腱病

De Quervain 肌腱病累及桡骨茎突处的腕背侧第一伸肌腔室内的拇长展肌（abductor pollicis longus，APL）和拇短伸肌（extensor pollicis brevis，EPB）腱，是成年人腕部疼痛的常见病因之一，主要发生在 30～50 岁的女性，包括一小部分产后女性[7-8]。虽然在病因学上一直认为是由手指第一腔室的重复动作引起的，但目前尚不明确，甚至可能与激素因素有关[9]。诊断依据临床症状，常规 X 线检查无骨骼异常，超声检查则显示伸肌支持带增厚、多普勒超声显示充血、拇长展肌和拇短伸肌腱增厚、拇短伸肌腱部分变薄（因支持带狭窄所致）[10]。治疗方面，康复和使用护腕是有效的措施；若无改善，则可考虑使用类固醇抗炎药物，进一步的治疗包括局部糖皮质激素注射；如果病情经常反复或无法改善，甚至可以考虑手术干预。

关于 De Quervain 腱鞘炎的剪切波弹性成像研究结果，我们在文献中发现了 Turkay 等的研究[11]。该研究纳入了 80 名参与者，其中包括 40 名健康对照组和 40 名有 De Quervain 腱鞘炎症状的患者。对这 80 名参与者进行了 B 型超声和剪切波弹性成像检查。结果显示，在健康组（第一组）中，腱鞘的中位剪切波弹性成像值为 72 kPa；而在 De Quervain 患者组（第二组）中，该值为 29 kPa。这两组之间存在显著统计学差异（$P < 0.001$）。因此，该研究结论表明剪切波弹性成像模式可以提供有用的数据来评估 De Quervain 腱鞘炎（图 7.1）。

7.3 系统性红斑狼疮

系统性红斑狼疮（systemic lupus erythematosus，SLE）是一种系统性自身免疫性疾病，具有多种临床表现。该病可在任何年龄段发生，但大多数患者在 15～40 岁之间开始出现相关症状。女性和男性的发病比例为 9∶1[12]。系统性红斑狼疮是一种

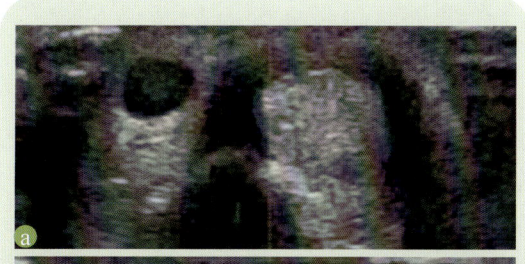
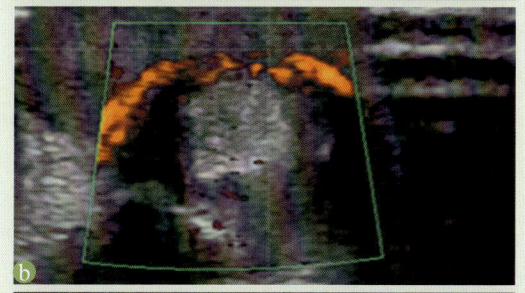
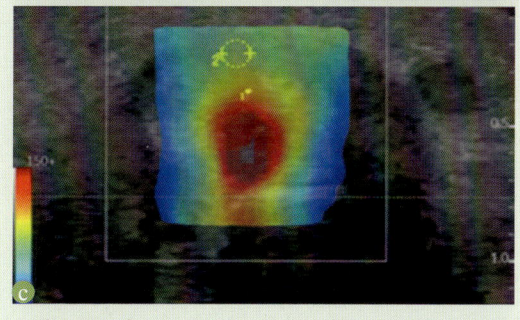

a. 常规超声检查示第一伸肌腔室腱鞘中度积液；b. 能量多普勒超声检查显示腱鞘渗出区域广泛充血；c. 剪切波弹性成像检查显示腱鞘渗出无硬度增加。这些结果符合 De Quervain 腱鞘炎改变。

图 7.1　51 岁男性患者，左手解剖鼻烟窝区域持续疼痛和肿胀

全球性分布的疾病，在美国不同地区每年每 10 万居民有 1.8～7.6 例发病，在北欧不同国家每年每 10 万居民有 3.3～4.8 例发病[13-16]。通过上述提及的因素表明，系统性红斑狼疮可被定义为一种女性好发疾病，尤其是在生育年龄期，某些种族群体更容易罹患，如美国黑色人种或非洲裔美国人和亚洲人群。关于发病机制，可以明确系统性红斑狼疮是一种复杂的自身免疫性疾病，尽管进行了持续研究，但仍存在许多

未知。系统性红斑狼疮的特点是异常的自身免疫反应，其原因尚未完全阐明。考虑到多因素起病，传统上推断认为环境、激素与遗传因素相互作用，并引发异常免疫反应，导致辅助性 T 淋巴细胞功能增强，伴发 B 淋巴细胞过度活跃及自身抗体的继发性过度产生[17]。

就临床表现而言，系统性红斑狼疮是一种累及多个器官及系统的疾病，可出现多种症状。肌骨系统最常受累，其次为皮肤和肾脏[18]。此外，心脏、肺、脑等多个其他器官也可受累。系统性红斑狼疮的临床表现和严重程度差异很大，可从轻微的皮肤受累或关节痛到终末期肾病或中枢神经系统受累[19]。

鉴于系统性红斑狼疮缺乏特定的临床表现、实验室检查结果或特异性检验，因此有必要制定用于该疾病的分类标准。这些标准并非用于确立临床诊断，而是用于将患者纳入不同的研究和临床试验中。传统上使用 1982 年的 ACR 分类标准，并于 1997 年进行了修订，但未经验证[20]。由于该标准存在一些局限性（例如，过度描述皮肤表现，无法诊断孤立性狼疮性肾病等无其他伴随症状仅可通过肾活检确诊的情况），系统性红斑狼疮国际合作临床组织（Systemic Lupus International Collaborating Clinics，SLICC）于 2012 年提出了新的分类标准[21]。最后，ACR 和欧洲抗风湿病联盟（European League Against Rheumatism，EULAR）于 2019 年发布了新的分类标准，该标准在敏感性和特异性方面均有所提高[22]。

关于剪切波弹性成像结果，文献中只有一项研究评估了狼疮患者的肌肉系统（未

评估关节）。Di Matteo 等的这项研究纳入了 30 名系统性红斑狼疮患者（没有既往/当前的肌炎或神经肌肉疾病）和 15 名年龄、性别和身体质量指数（body mass index, BMI）匹配的健康受试者[23]。该研究评估了股四头肌厚度（用于肌肉质量评估）、肌肉回声强度（采用视觉半定量评分和灰阶直方图分析）和剪切波弹性成像（用于肌肉硬度评估）。研究结果发现与健康受试者相比，系统性红斑狼疮患者股四头肌厚度无显著差异，但回声增强度明显增加。类似的，系统性红斑狼疮患者的剪切波弹性成像测量值明显低于健康受试者，肌肉回声增强度与握力和简易体能状态量表评分（short physical performance battery, SPPB）呈负相关。因此，研究者得出结论，超声评估系统性红斑狼疮患者的肌肉回声强度和硬度有助于早期发现肌肉受累。

虽然有关系统性红斑狼疮的肌肉骨骼超声评估文献很多，但由于采用的超声技术、观察的解剖部位和选择的患者群体存在很明显的异质性，难以得出明确的结论。因此，关于滑膜炎发生率的报道存在较大差异，为 25%~94%，其中腕关节受累率为 22%~94%，掌指（metacarpophalangeal, MCP）关节为 11%~84%，近端指间关节为 7%~58%，膝关节为 42%，跖趾关节为 50%。腱鞘炎的发生率为 28%~65%。同样，不同研究对于骨侵蚀发生率也存在较大差异，为 2%~41%。最后值得注意的是，亚临床滑膜炎非常普遍，患病率为 39%~85%，几乎没有或只有很少的关节系统相关症状[24-26]。

7.4 原发性干燥综合征

原发性干燥综合征（primary Sjögren's syndrome, PSS）是一种系统性自身免疫疾病，其特征是外分泌腺受累和多系统受累，人群患病率为 0.1%~0.6%[27]。本病主要影响女性，女性和男性比例为 9~10∶1[28]，发病高峰通常出现在 40~50 岁，但可发生于任何年龄。在西班牙人群中，诊断时的平均年龄为 50~53 岁（范围为 14~88 岁）[29]，70 岁或以上诊断为原发性干燥综合征的患者仅占 9.2%~15%[29-30]。其他欧洲人群中，在 65 岁时诊断为原发性干燥综合征的比例为 6%[31]。

除了腺体受累外，原发性干燥综合征还伴随着一系列的腺体外症状，这些表现将决定疾病的预后（包括细胞减少症、高丙种球蛋白血症或低补体血症、关节、肺、肾和神经系统受累，甚至淋巴瘤）[29]。

2010年，EULAR 提出了不同的疾病活动指数：欧洲抗风湿病联盟干燥综合征患者自我报告指数（EULAR Sjögren's Syndrome Patient Reported Index, ESSPRI）和欧洲抗风湿病联盟干燥综合征疾病活动指数评分（EULAR Sjögren's syndrome disease activity index scores, ESSDAI），这些指数已在常规临床实践中广泛应用[32-33]。EULAR 最近发布了关于原发性干燥综合征局部和全身治疗的指南[34]。对于原发性干燥综合征的分类，遵循2017年的 ACR-EULAR 标准[35]。

根据腺体大小和超声特征，多项研究已确定了干燥综合征中不同的超声分类系统[36-45]。

主要的超声评分系统，评分范围为0～3分、0～6分和0～48分，在诊断敏感性和特异性上也呈现出差异化的结果。

谈到剪切波弹性成像，已经有一些研究进展，特别是关于腺体受累的诊断[46-48]。在Oruk等的一项研究中，对49名原发性干燥综合征患者进行了研究，并与49名健康对照组进行了比较。主要探讨了大唾液腺超声检查（major salivary gland ultrasonography, MSGUS）和剪切波速度诊断原发性干燥综合征的敏感性、特异性、阳性预测值和阴性预测值。腮腺和颌下腺的平均剪切波速度在原发性干燥综合征患者中显著高于对照组（$P<0.05$）。因此，研究者得出结论认为在腮腺分级系统中加入剪切波弹性成像可以提高敏感性和特异性（敏感性为82.7%，特异性为83.7%）。他们建立的正常腮腺剪切波速度截断值为2.39 m/s，颌下腺为1.95 m/s[36]。Arslan等的研究中，对53名原发性干燥综合征患者和30名健康志愿者进行了比较。他们使用B型超声评估所有颌下腺和腮腺的回声强度，并利用二维剪切波弹性成像评估其弹性。结果显示，原发性干燥综合征患者的颌下腺和腮腺的平均剪切波速度和弹性模量显著高于对照组（$P<0.05$），研究者认为二维剪切波弹性成像是一种有效评估原发性干燥综合征患者唾液腺实质情况的技术，并可预测间质纤维化程度及组织损伤的严重程度。他们同样建立了腮腺正常的弹性截断值，为2.48 m/s，颌下腺的截断值为24 kPa[37]。最后，Bădărînză等的文章描述了剪切波在诊断淋巴瘤中的作用。原发性干燥综合征患者合并发生淋巴瘤时，并没有特异性的生物标志物，有时难以诊断。研究者得出结论，当原发性干燥综合征患者唾液腺超声表现正常或不具特异性时，二维剪切波弹性成像对于诊断合并淋巴瘤具有附加价值，腮腺非霍奇金淋巴瘤的硬度增加可用于早期诊断、引导活检，以及可能的随访和治疗（图7.2～图7.6）[46]。

7.5 痛风

痛风是一种常见疾病，是由尿酸单钠晶体在关节和非关节结构中沉积所致。它

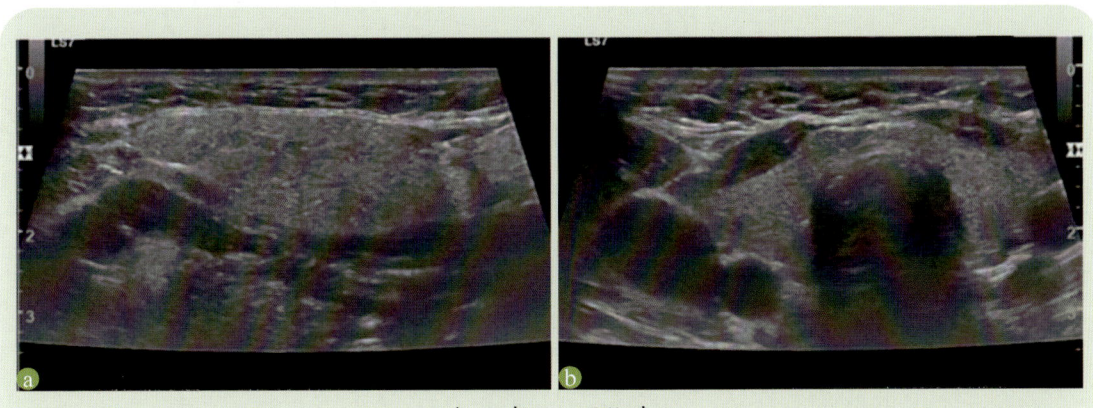

a. 颌下腺；b. 甲状腺。
图7.2 正常颌下腺的回声强度应与甲状腺的回声强度相似

表现为间断发作的严重疼痛性关节炎（痛风发作），由尿酸单钠晶体激发的固有免疫反应引起。痛风的首次典型发作表现为剧烈疼痛的急性炎症性关节炎，累及下肢，通常在7~14天内自行缓解。缓解后，会出现无痛无症状期（称为间歇期痛风），直至再次出现痛风发作。随着时间的推移，部分持续高尿酸血症的患者还可能进展为痛风石、慢性痛风性关节炎（gouty arthritis，GA），以及关节结构性损害。

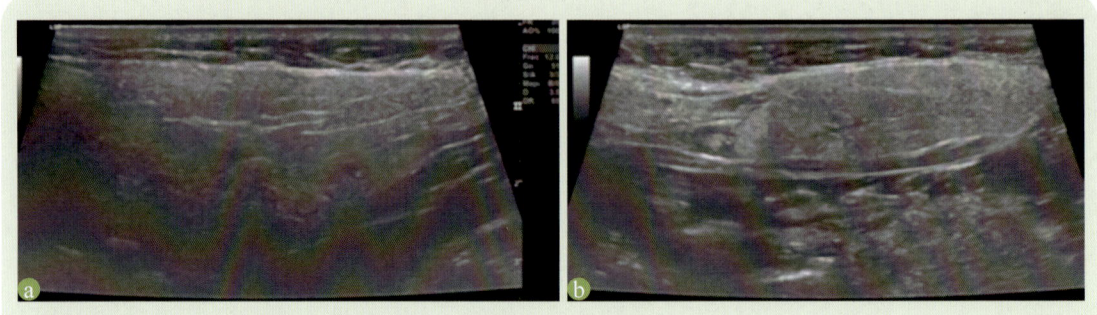

a. 腮腺；b. 颌下腺。

图7.3　矢状面显示腮腺和颌下腺的形态和回声正常

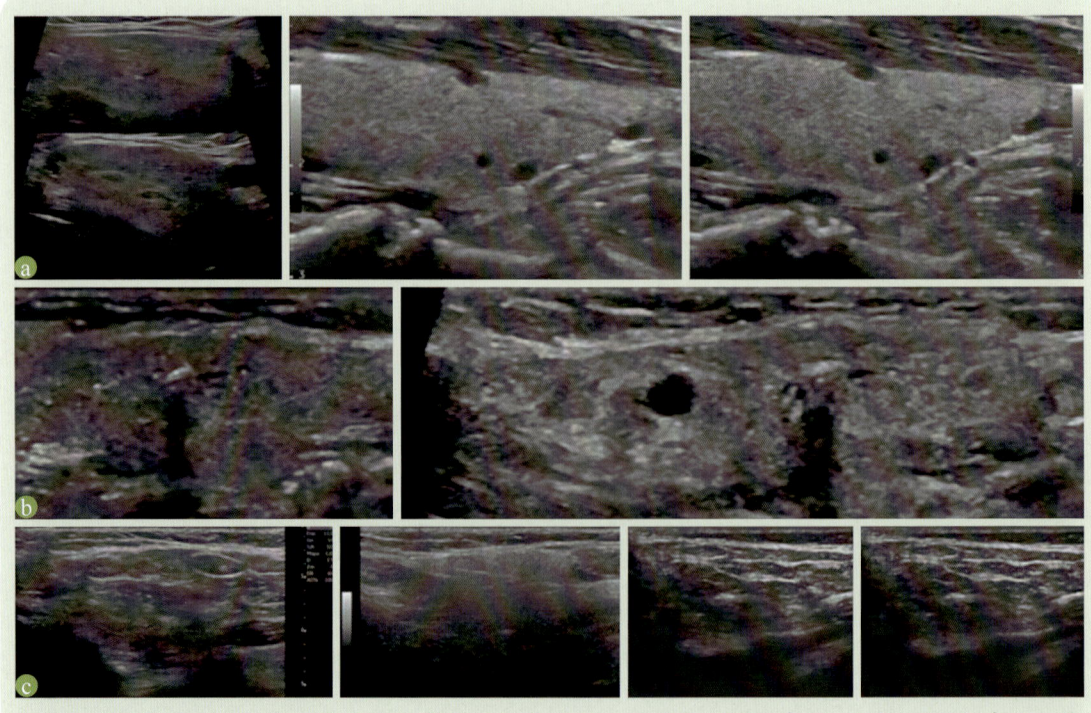

a. 颌下腺的超声显示内部结构改变，表现为多个小的、非融合的低回声区；b. 颌下腺超声显示内部结构改变，表现为弥漫性回声减低，并伴有散在钙化灶；c. 腮腺超声表现为弥漫性回声减低，并伴有回声结构改变，但本例无法明确是否出现腺体内局灶性低回声病灶。

图7.4　干燥综合征的超声表现

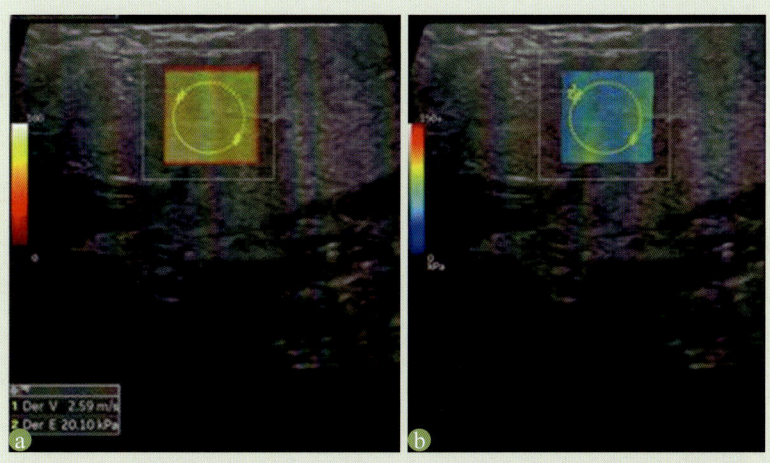

图 7.5　56 岁女性，干燥综合征患者。超声检查显示颌下腺回声和剪切波弹性成像值改变

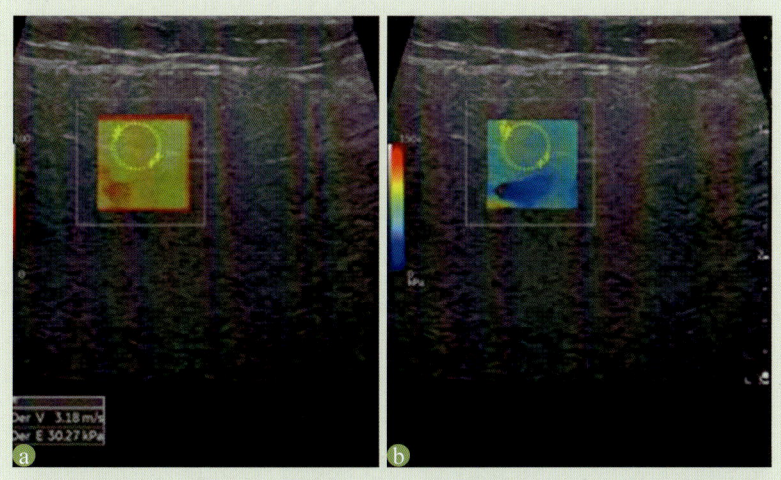

图 7.6　39 岁男性，干燥综合征患者。超声显示腮腺回声和剪切波弹性成像值改变

痛风发作可发生在关节或关节周围组织（如滑囊、肌腱和附着点）。另一个明显的特点是从发作到症状高峰的时间较短（通常不超过 12 小时），伴发症状包括肿胀、皮温增加、红肿，以及受影响区域的功能显著受限。

下肢（足、踝、膝）是最常见的受累部位，其中第一跖趾关节（足痛风）受累是其特征性表现。除此之外，痛风性关节炎亦可累及肘、腕、手部关节，但上肢受累通常仅见于长期、病情控制不佳的患者。中轴骨受累偶见。痛风性关节炎通常为单关节炎，但也可发生寡关节炎或多关节炎，尤其见于病情控制不佳的患者或痛风住院期间。多关节炎发作可伴有明显全身症状。

长期患有痛风、未能有效控制血清尿酸水平的表现包括皮下痛风石，通常表现为皮肤下透明的排脓液或白垩状结节，通常伴有充血，发生的典型部位包括关节、耳郭、鹰嘴滑囊、手指关节指垫、肌腱（如跟腱）。在患有痛风石的痛风患者中，关节畸形和相关的关节损伤非常常见。此外，慢性痛风石性痛风还可能出现溃疡，并排出稠厚白色物质（由尿酸单钠晶体组成），也可能伴有感染等并发症[44]。

高频超声广泛用于痛风性关节炎的诊断，可检测关节积液、滑膜增生及骨骼和关节软组织病变。痛风性关节炎的主要典型超声特征，包括关节软骨呈现双轮廓征象、暴风雪样表现的关节积液，以及高回声环绕着的关节周围肌腱[48-49]；然而，当超声结果不典型时，如在疾病的早期，将痛风性关节炎与非痛风性关节炎（non-gouty arthritis, Non-GA）进行区分极具挑战性。这也是为什么人们对寻求新的诊断工具开始感兴趣。

Tang等分析了剪切波弹性成像在鉴别痛风性关节炎和非痛风性关节炎方面的诊断价值。基于关节病变的回声强度，痛风性关节炎组被细分为低回声痛风性关节炎、轻度高回声痛风性关节炎和高回声痛风性关节炎亚组。在寻找区分痛风性关节炎和非痛风性关节炎的超声参数时，他们发现最大弹性模量（E_{max}）、平均弹性模量（E_{mean}）、最小弹性模量（E_{min}）和弹性模量标准差（E_{SD}）在痛风性关节炎组中显著高于非痛风性关节炎组，并且在高回声痛风性关节炎亚组中最高。低回声痛风性关节炎亚组中E_{min}、E_{mean}、E_{max}和E_{SD}也较非痛风性关节炎组更高。受试者工作特征曲线下面积最佳截断值分别为29.40 kPa（E_{min}）、45.35 kPa（E_{mean}）、67.54 kPa（E_{max}）和7.85 kPa（E_{SD}）。这些结果提示，剪切波弹性成像似乎是一个有用的诊断工具，可用于区分痛风性关节炎和非痛风性关节炎（图7.7）[50]。

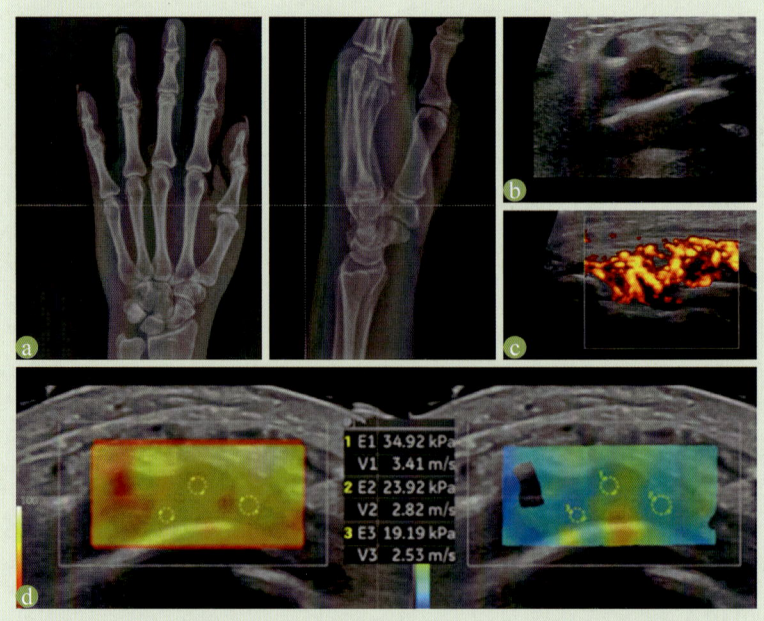

a. 正、侧位X线检查未见明显异常；b. 腕关节超声检查显示桡腕关节背侧隐窝关节积液增多；c. 能量多普勒超声检查显示滑膜渗出区域血流信号弥漫性增加；d. 剪切波弹性成像显示滑液渗出区域硬度增加。

图7.7　54岁男性患者，近期出现右侧腕关节疼痛

关节积液的细针抽吸活检（fine-needle aspiration biopsy，FNAB）可显示滑液中存在弥漫性尿酸盐结晶沉积，从而明确痛风的诊断。

7.6 拇指骨关节炎

拇指基底部关节是骨关节炎（osteoarthritis，OA）的第二常见部位，在80岁以上女性中，X线检查显示骨关节炎的比例高达40%，通常累及非优势手。尽管患病率很高，但该病并不总是具有临床意义，大多数患者从未寻求治疗。然而，当出现症状时，拇指功能丧失可导致上肢功能的50%受损。文献提示，存在一系列导致退化的病因，包括韧带松弛、遗传、过度使用和创伤[51]。

患者常描述拇指基底部活动相关的疼痛或酸痛，以及伴发的捏、握困难。在骨关节炎的早期阶段，拇指检查可能正常。然而，在晚期阶段，拇指掌骨会发生特征性畸形，即拇指内收伴有代偿性掌指关节过度伸展畸形。触诊可发现压痛、肿胀和弹响。诊断依据 Eaton 和 Littler 描述的详尽临床检查和X线分期[49]，尽管很难评估功能障碍并将临床表现与影像学表现进行关联，但仍有研究发现第一腕掌（carpometacarpal，CMC）关节骨关节炎的影像学分期与手部功能异常之间存在弱相关[52-54]。与临床检查一样，在腕掌关节半脱位、掌骨内收和掌指关节过度伸展方面也可以通过X线检查观察。尽管一些研究者指出断层成像（如MRI、超声、CT）在拇指基底部关节炎诊断中的作用，但目前不建议使用这些新技术成像。

Nwawka 等的研究评估了剪切波弹性成像在拇指骨关节炎中的作用。他们旨在建立第一腕掌关节骨关节炎患者与健康受试者的大鱼际肌剪切波弹性成像检查结果数据，并将其与手功能临床检查结果进行相关性分析。该研究的基本出发点是大鱼际肌和韧带可能存在相互作用，而韧带被认为有助于腕掌关节的稳定性[55]。此前尚未有研究探讨大鱼际肌质量变化与拇指腕掌关节骨关节炎功能之间的联系。

结果表明，拇短展肌和拇短屈肌的剪切波弹性成像值与手功能的多项指标有中度至极强的相关性。第一腕掌关节骨关节炎患者大鱼际肌的平均剪切波弹性成像值低于无症状对照组，这表明腕掌关节骨关节炎患者的大鱼际肌硬度较低，并且与手功能下降密切相关。

7.7 类风湿性关节炎

类风湿性关节炎是一种慢性、系统性炎症性疾病，女性多见，可发生于任何年龄，但发病高峰在50~60岁。最突出的特征是对称性手、腕、足、膝关节疼痛和肿胀（多关节炎），但也可能累及其他关节。患者也可能表现为单关节炎或寡关节炎。

任何患者如果出现关节僵硬、疼痛或肿胀持续数周以上，都应考虑类风湿性关节炎。类风湿性关节炎的关节疼痛典型特征是呈对称性和多关节性，但发作初期也可能表现为不对称、寡关节性（累及2~4个关节）或单关节受累。尽管没有特异性，但新发的对称性关节肿胀、晨僵持续超过1小时、在白天活动后改善，这些都是类风湿性关节炎的特征。滑膜炎在类风湿性关节炎诊断中具有重要意义，其定义为关节囊的炎症，表现为皮肤红斑、皮温升高、触痛和关节肿胀；通常可以通过体格检查发现，但在体征不典型时，进一步的影像学检查可能会有帮助。若患者存在滑膜炎并且症状持续超过 6 周，则更有可能发展为进展性疾病而非自限性。手部、腕部和足部是类风湿性关节炎最常见受累区域，但不典型的表现可能仅累及大关节如膝关节。手指的远端指间关节通常不受累，并且指炎也不常见。中轴骨（包括髋关节）通常也不受累，然而严重且长期的类风湿性关节炎可能累及这些关节，尤其是颈椎。

根据既往经验，长期未接受充分治疗的类风湿性关节炎患者通常出现关节损害和畸形，包括手部特有的尺侧偏斜、手指天鹅颈畸形和钮孔状畸形，以及膝关节和肘关节的屈曲挛缩。幸运的是，由于治疗的优化和对该疾病更好的控制，目前这些情况并不常见[56]。

目前有 3 项研究评估了剪切波弹性成像在类风湿性关节炎不同方面的作用。

在首个关于滑膜剪切波弹性成像的试点研究中，Sammel 等比较了类风湿性关节炎患者与健康对照组的滑膜硬度，并将剪切波速度与疾病活动性进行了相关性分析。结果显示，类风湿性关节炎患者的滑膜最大剪切波速度低于对照组（6.38 m/s vs. 6.99 m/s，$P=0.042$），且滑膜最大剪切波速度与疾病活动性指标（包括灰阶超声评估的滑膜厚度和红细胞沉降率）在统计学上存在显著负相关。他们认为需要进一步的研究来验证这些观察结果[57]。

在 2019 年，Alfuraih 等对类风湿性关节炎患者与健康对照组进行了几种不同运动下的肌肉硬度和力量研究。类风湿性关节炎患者被分为 3 组：新诊断未经治疗的类风湿性关节炎、患病至少 1 年的活动性类风湿性关节炎和缓解至少 1 年的类风湿性关节炎。与对照组相比，新诊断类风湿性关节炎组和活动性类风湿性关节炎组的等速肌力显著降低，分别降低 29%（$P=0.013$）和 28%（$P=0.040$），起立困难次数分别降低 28%（$P=0.001$）和 44%（$P<0.001$），步行时间分别延长 25%（$P=0.025$）和 30%（$P=0.001$），握力均降低 45%（$P<0.001$）。在所有肌肉中，通过剪切波弹性成像测量得到的剪切波速度在各组之间没有显著差异，因此尽管他们观察到类风湿性关节炎患者的肌肉较对照组明显减弱，但是通过剪切波弹性成像测量得到的肌肉硬度仍然处于正常范围内，且与任何一组中所观察到的肌肉力量无关[58]。

2022 年，Chandel 等的另一项研究旨在利用剪切波弹性成像评估类风湿性关节炎和结核性（tubercular，TB）关节炎，并通过滑膜硬度区分两者。结果显示，类风湿性关节炎组的平均弹性模量和剪切波速度分别为（54.81 ± 10.6）kPa 和（4.2 ± 0.42）m/s，结核性关节炎组的平均弹性模量和剪切波速度分别为（37 ± 10）kPa 和（3.4 ± 0.47）m/s。类风湿性关节炎组和结核性关节炎组之间的弹性模量值存在显著差异（$P<0.001$），据受试者操作特征曲线显示其鉴别诊断界值为 43.6 kPa。速度值也显示出类似的显著差异（$P<0.001$），其界值为 3.76 m/s。该研究表明，剪切波弹性成像可作为灰阶

和彩色多普勒超声检查的潜在有用补充手段，并可以根据滑膜的弹性特性来区分不同类型的关节炎。同时，弹性模量和剪切波速度是评估滑膜有用的定量参数，可以区分类风湿性关节炎和结核性关节炎（图7.8~图7.11）[59]。

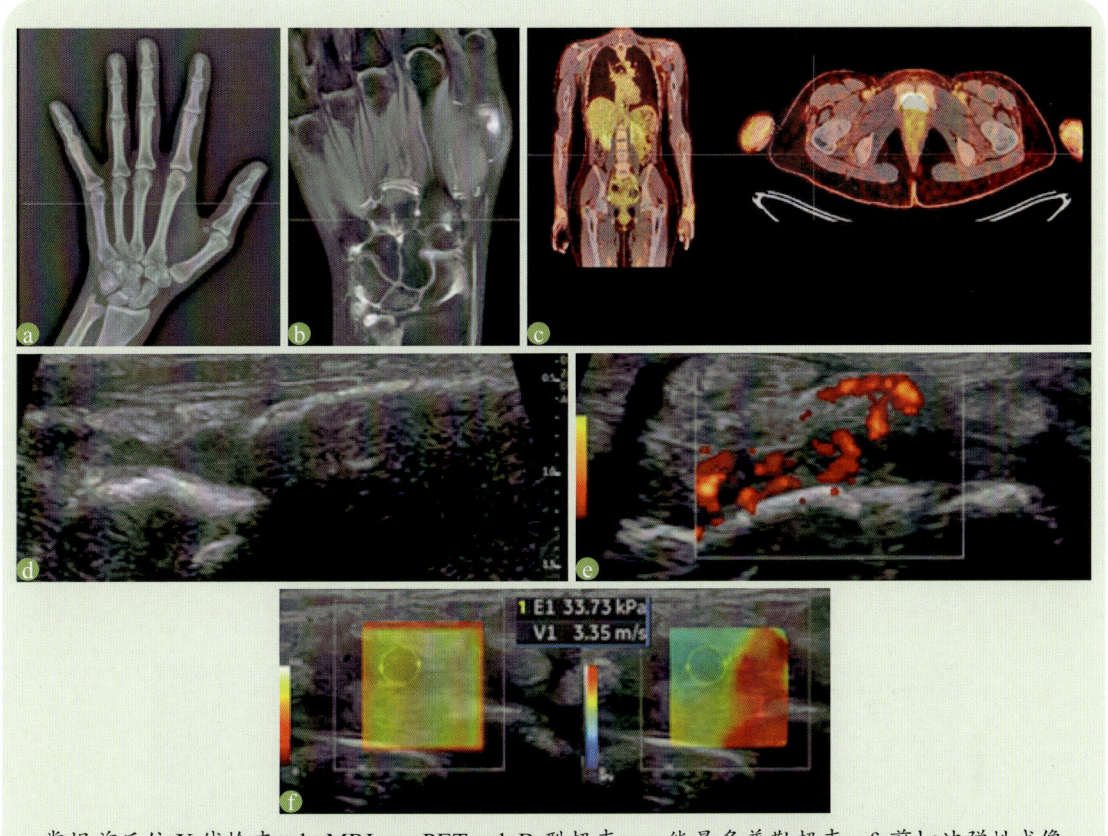

a. 常规前后位X线检查；b. MRI；c. PET；d. B型超声；e. 能量多普勒超声；f. 剪切波弹性成像。
图7.8　一位30岁正在接受治疗的类风湿性关节炎患者，双侧腕关节持续肿胀。对比该患者右侧桡腕关节和腕骨间关节滑膜炎的不同影像学表现

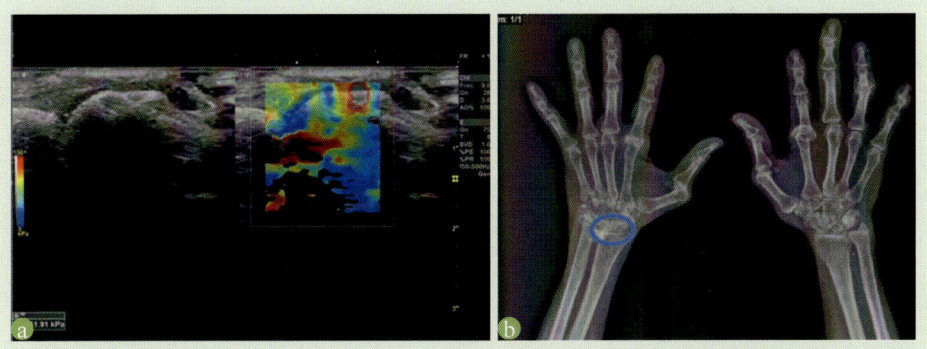

图7.9　a. 剪切波弹性成像显示45岁男性类风湿性关节炎患者左背侧桡腕关节滑膜组织硬度增加；b. 同一患者前后位X线检查显示桡腕关节非特异性关节病变

95

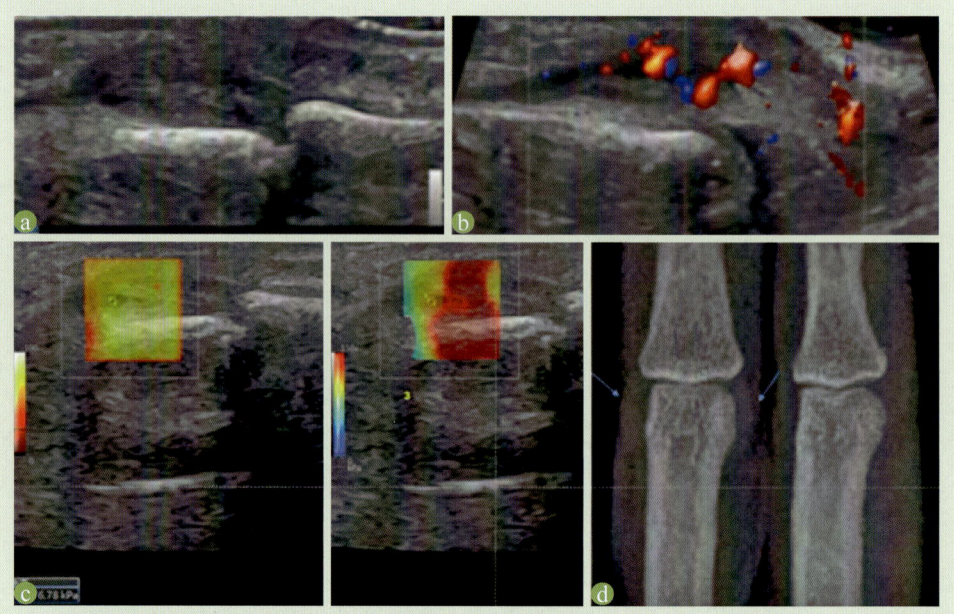

a. 常规超声；b. 多普勒超声；c. 剪切波弹性成像；d. 常规前后位 X 线检查。

图 7.10　37 岁女性，类风湿性关节炎史。双侧手指持续疼痛，肿胀，以近端指间关节为著。右手第三近端指间关节滑膜炎的多个影像学图像

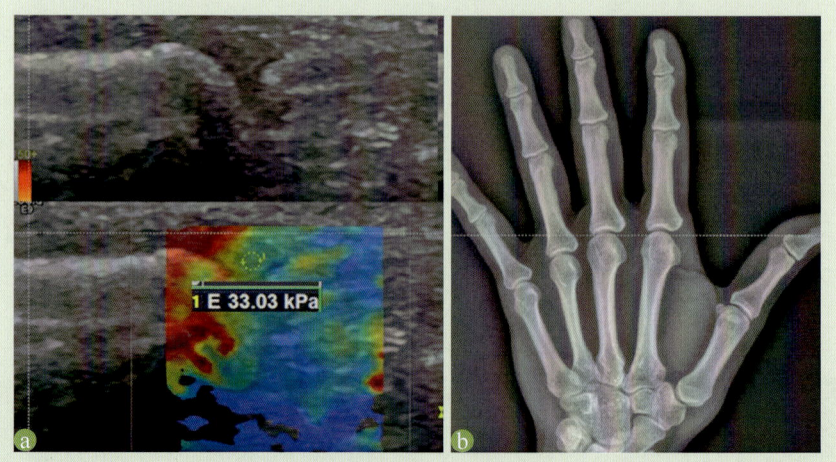

a. 剪切波弹性成像显示左侧第二掌指关节滑膜组织硬度增加；b. 单手前后位 X 线检查未见明显改变。

图 7.11　51 岁男性，类风湿性关节炎，主诉左手第二指肿胀和选择性疼痛

7.8　总结与展望

谈到近年来最关注的进展，很明显弹性成像在炎症性关节病和滑膜炎研究中仍处于相对未被探索的状态。

我们知道，常规超声和血流评估（最常使用的能量多普勒超声）技术诊断的敏

感性和特异性存在变异,特别是判断炎症性病变活动性时更明显。

我们相信弹性成像技术,特别是定量剪切波弹性成像的应用,在评估表现出滑膜炎、亚临床或慢性滑膜炎的病变方面将很快成为具有潜力的工具,不但有助于疾病早期诊断也可监测治疗效果,并可能对临床医师的专业知识提供重要帮助。

7.9 临床应用

弹性成像在临床的应用总结情况见表 7.1。

表 7.1 不同疾病剪切波弹性成像表现的总结

临床情况	剪切波弹性成像硬度值	来源
De Quervain肌腱病	降低	Turkay等[11]
系统性红斑狼疮	肌肉硬度降低	Di Matteo等[23]
原发性干燥综合征	受累腺体增加	Oruk等[36],Arslan等[37],Bădărînză等,2020[46]
痛风性关节炎	增加	Tang等[50]
拇指骨关节炎	第一腕掌关节处大鱼际肌硬度降低	Nwawka等[55]
类风湿性关节炎	与健康受试者相比,滑膜硬度降低(Sammel) 类风湿性关节炎和结核性关节炎相比,滑膜硬度增加(Chandel)	Sammel等[57] Chandel等[59]

(谭庆亭 薛恒 王佳颖)

参考文献